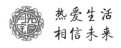

赚病人钱，是造恶业，

骗患者财，必遭报应。

医乃仁术，不为谋财而行医，

善是福根，但求积善以延年。

——王焕华

王焕华 蒋青海 编著

饮食小偏方
孩子大健康

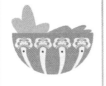

江苏凤凰科学技术出版社

前言

常言道"可怜天下父母心"，尤其是在孩子体质虚弱、身患疾病之时，父母更是焦虑不安、心急如焚、不知所措。

面对疾病，孩子们最害怕的就是打针输液，也不愿服用中药苦水。父母也担心西药的不良反应。这该怎么办？

我们的祖先有个好办法，那就是八个字：寓药于膳，寓治于食，并由此创立了药膳疗法。

在我国医学史上，历代医家都有医食同源、食药同源、以食养身、以食治病的经验，也发明了多种多样的药膳配方，认为"以食治疾，胜于用药"，主张"先以食治，食疗不愈，然后命药"。

儿童体质虚弱，或因先天不足，发育不良；或因后天失调，喂养不当；或因久病之后，元气不复。这其中包括西医所说的免疫功能低下、抗病能力减弱，或生长发育迟缓，或营养素的缺乏等，但往往又检查不出实质性的病变。这些问题其实完全可以用药膳疗法来调理。

为此，我们结合自己40多年的临床实践，从中国历代医学文献的大量古方中，精选整理出具有强身健体、聪明益智、提高免疫力的36类药膳古方，供天下父母选用。

儿童身患疾病，无论是四季多发病，还是小儿急慢性常见病，一旦明确诊断，理当积极治疗，合理用药，也可积极配合或者单独运用药膳疗法，促进患儿尽快康复痊愈。家长切不可听信广告，病急乱投医，盲目治疗，盲目用药。

所以，我们结合了中国历代医药文献史料和民间流传的经验方，再根据自己多年的从业经验，精选总结出近200帖良方药膳，供家长朋友参考学习。

总而言之，药膳良方是食疗与药疗的有机组合，只要能对症选用儿童药膳良方，就可以收到"药借食力，食助药威"的良好效果。希望本书能成为小儿家长的良师益友，也祝福您的孩子健康成长。

作者

2014年5月于南京

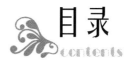

目录
contents

下篇

预防疾病、配合治疗吃什么

每到流行病高发季，除了注意个人卫生，吃点啥来预防？孩子若是生病住院，下厨烧点什么来调理？

常用食材功效速查表

本表选取了本书中提及的 32 种最普通和常见的食材，将食材在本书中的食用功效、服法、宜忌简单列出，方便您根据需要快速查找到相应的料理方法。

名称	功效	服法	宜忌
鸡内金（鸡肫皮）	**健脾胃、消积滞**	可以在煲汤时放入适量鸡内金，也可以制成益脾饼（P.24）等。服法详见内文	幼儿及小儿都可食用
山药	**健脾养胃，增强体质**	制成山药茯苓包子（P.23）、八仙糕（P.26）等。服法详见内文	单用山药，时间长了会有黏腻之感，肠胃会有些不舒服
山楂	**消积食**。吃肉过多时，吃些山楂颇有益处	制成山楂软糖（P.48），每日 3-5 次，每次 2-3 块，连吃 2-3 天	不能空腹食用，多吃伤气，每日 2-3 次，每次 2-3 块即可
金橘	**化痰解郁**	制成糖渍金橘（P.46），每日当果脯随意取用	霉坏变质的金橘不可选用
白扁豆	补脾益气，适用于脾虚所致的**慢性腹泻**	煮成白扁豆粥（P.50），服法详见内文	煮粥时，一定要把白扁豆煮熟煮烂才能食用
白胡椒	**暖肠胃**	单纯性消化不良引起的腹泻可以吃些胡椒糖（P.54），详见内文	小儿肠炎菌痢腹泻者，不可选用

名称	功效	服法	宜忌
白萝卜	除胀气，助消化，润燥，化痰，止咳	制成蜜饯萝卜（P.57），饭后嚼食 30–50 克。或者制成饴糖萝卜汁（P.92），服法详见内文	小儿体弱者不宜多吃
荸荠	清热化痰、消积	制成海蜇煮荸荠（P.60），服法详见内文	小儿体弱者，一次不可服食过多
红薯	益气健脾，促进消化	服法详见内文	不宜冷食，趁热吃
黑芝麻	润燥通便	每日 1–2 次，当点心食用，连用 2–3 天	大便通畅后或出现大便稀溏，即不宜再用
莲子	补脾涩肠。对脾虚腹泻的小儿最为有益	可制成莲肉糕（P.65）或者莲子锅焦茶（P.66），服法详见内文	详见内文
蛋黄油	滋阴养血，适用于小儿消化不良	每天服用蛋黄油 5–10 毫升，分 2 次服用，4–5 天为 1 个疗程	在制取蛋黄油时，以铜锅或铜勺为好
猪小肚	治疗小儿遗尿	制成猪小肚炖白果（P.72）每日吃 1 次，连吃 3 天	详见内文
韭菜	补肾壮阳、固精止遗、健脾暖胃，适用于小儿阳气不足的遗尿	煮成韭菜粥（P.73）服食，服法详见内文	详见内文
小麦麸	补虚止汗	做成肉麸汤圆（P.78），趁热当点心随量食用，连吃 2–3 天	单是头汗过多的小儿，不宜选用

名称	功效	服法	宜忌
羊骨	益肾气，壮筋骨	熬煮羊骨汤（P.82），秋冬季早晚餐随意温热食用	炎热夏季不宜食用
板栗	养胃健脾，补肾强筋，适用于小儿学步慢、腿脚无力等	制成栗粉米糕（P.83），服法见内文	生栗难消化，熟栗易滞气，一次不宜食用过量。小儿感冒发热或腹胀便秘时不要食用
橄榄	清肺、利咽，适用于小儿急慢性扁桃体炎、咽喉肿痛	可以与鲜萝卜一起制成青龙白虎汤（P.105），服法见内文	安全有效，诸无所忌
生姜	散风寒	制成萝卜生姜茶（P.93）、姜醋茶（P.111）、苏叶生姜茶（P.114）饮用，服法见内文	详见内文
淡豆豉	解表散寒	煮葱豉汤（P.112），每日1~2次，连用2~3天	详见内文
葱白	发表通阳	煮葱豉汤（P.112）或葱醋粥（P.113），服法详见内文	详见内文
绿豆	消暑止渴，清热利水	煮成绿豆粥，可作夏季清凉保健饮料，随意饮用。或煮绿豆白菜汤（P.149），服法详见内文	适量食用
赤豆	利小便，消水肿	制成瓜皮赤豆汤（P.124），服法详见内文	详见内文
南瓜子	杀虫。适用于小儿蛔虫病、小儿绦虫病	制成糖蜜南瓜子（P.128），服法详见内文	霉变或者隔年瓜子勿用

名称	功效	服法	宜忌
香醋	活血散瘀，**消食化积，解毒**	兑入适量冷开水制成香醋饮（P.131），服法详见内文	多食伤胃，适量服用
香榧	消积杀虫	炒香榧（P.133），吃香榧肉，服法详见内文	安全无毒，诸无所忌
花椒	温中散寒，**杀虫止痛**	制成花椒油（P.136），温热服用	详见内文
鸽蛋	解疮毒、痘毒，适用于**预防小儿麻疹**	水煮鸽蛋（P.142），每日吃2个，连吃3~5天	宜趁热食用，不宜冷吃
黄豆	清热利水，活血解毒。合理服用可以**预防流行性乙型脑炎、流行性脑膜炎**	制成大青黄豆汤（P.151），服法详见内文	详见内文
百合	**润肺止咳**	煮粥，或与冰糖制成冰糖百合（P.157），服法详见内文	常服有益，诸无所忌
大蒜	抗炎杀菌	煮成大蒜粥（P.158），服法详见内文	安全有效，诸无所忌
芋头	**散结核**，消肿块	煮成芋粥（P.162），可随意间断服食，分早晚温热食用	脘腹胀痛者忌食

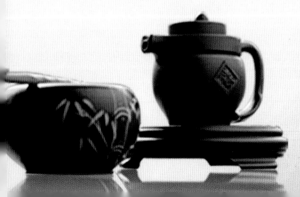

上篇

吃对吃好成长没烦恼

原来，妈妈下厨做个甜点，煲一碗好喝的汤，蒸一笼包子，或者煮一锅香香的粥就能解决孩子的消化不良、便秘、不爱吃饭、积食等各种问题。

上篇选了11类孩子在生长发育中碰到的常见问题，给出了古方药典中记载的纯食材的调理方法。好妈妈胜过好医生，全能妈妈下厨必备的小秘方，学起来吧!

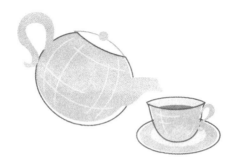

一、小儿体弱

　　小儿或因先天不足，气血未充；或因后天失调，喂养不当；或因体弱多病，均可以导致脾胃两虚、气血不足、体质赢弱、形体消瘦、大便溏泄、营养不良、食欲不振、倦怠无力等虚弱病症。

　　对于这类儿童，只要选用本章保健药膳，缓慢调理，就可以收到好的效果。

山药茯苓包子，肠胃好才是真的好

功效

健脾胃、补中气，适用于小儿体质虚弱、脾胃不健、食少便溏等。

配方

鲜山药	250克
白茯苓	100克
面粉	约400克
白砂糖	250克
红绿丝	50克
猪油	适量

制法

1. 鲜山药去皮洗净，切成片，放入锅内蒸熟后捣烂。白茯苓研成细末状。

2. 将山药放入小盆中，加入白茯苓末、红绿丝、猪油、白砂糖和匀，做成馅料。

3. 发面适量，将面粉用温水揉成面团，稍饧，将面团搓成长条，下剂，擀成圆皮，加入馅料包成小包子，蒸熟即可。

服法 每日早晚当点心趁热食用，每次2～3个，连服5～7天。

宜忌 作为甜点，切勿冷食。

说明 该配方源自《儒门事亲》。山药茯苓包子是体虚儿童理想的保健药膳，尤其是对脾胃气虚的小孩，更为适宜。**山药**与**白茯苓**，均有健脾益气的作用，是属中医的"上品"之药。二者做成包子药膳，不仅香甜，儿童爱吃，而且功在补益，能强壮身体。

小儿体弱

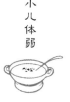

益脾饼，爱上吃饭就是这么简单

功效

健脾开胃，适用于小儿脾虚、厌食、消化不良、大便溏薄。

配方

炙鸡内金	100克
炒白术	250克
干姜	100克
红枣	1000克

制法

1. 将炙鸡内金、炒白术、干姜共研为极细粉末，过筛。红枣洗净，放入锅内，隔水蒸熟后，去净枣皮、枣核。

2. 将白术、鸡内金、干姜混合粉末加入红枣肉拌匀如泥，做成小饼，或烙或蒸熟即可。

服法 每日早晚2次当作点心细细嚼服2～3块，连服7～10天。

宜忌 幼儿及小儿均可食用。

说明 益脾饼是近代名医张锡纯的保健药膳良方，无论男女老幼，凡脾虚失运、消化力弱者均可选用。**鸡内金**俗称鸡肫皮，近代药理研究证实，人口服鸡内金后，胃液分泌量、酸度及消化力均见增高，胃的运动功能明显增强，胃排空率大大加快。可见，它是一味理想的健脾胃、消积滞的良药。**白术**功在健脾气、助消化。**干姜**能暖脾胃、散寒气。红枣补脾开胃。

据《医学衷中参西录》记载："治脾胃湿寒，饮食减少，长作泄泻，完谷不化。白术四两，干姜二两，鸡内金二两，熟枣肉半斤。上药四味，白术、鸡内金各自轧细焙熟，再将干姜轧细，共和枣肉，同捣如泥，作小饼，木炭火上炙干，空心时当点心，细嚼咽之。"

所以，鸡内金、白术、干姜、红枣合用做成饼，其味香甜可口，儿童极为喜爱，是一种寓治于食、寓药于膳的好方法。

珠玉二宝粥，慢性病调理的最佳选择

功效

补肺、健脾、养胃，适用于阴虚内热、劳嗽干咳、大便泄泻、食欲减退等一切脾肺气虚的病症。

配方

山药片	60克
薏苡仁	80克
柿饼	30克

制法

1. 薏苡仁淘洗干净，用水泡发。山药片粉碎。柿饼切小块。
2. 将薏苡仁放入锅中，添加适量水煮至烂熟，再加入山药、柿饼，煮成糊粥即可。

服法 以5～7天为1疗程，每天分2次服食。

宜忌 珠玉二宝粥主要作为慢性病调理之用。

说明 该配方源自张锡纯《医学衷中参西录》。张氏认为：珠玉二宝粥治疗脾肺阴分亏损、饮食懒进、湿热劳嗽，并治一切阴虚之症。方中**山药、薏苡仁**皆清补脾肺之药。如单用山药，久则失于黏腻；久用薏苡仁，则又失于淡渗。唯等份并用，乃可久服无弊。又用**柿霜**之凉可润肺，甘能归脾，作为辅助药食。患儿服之不但疗病，并可充饥。用之对症，病自渐愈。

张锡纯还举了一个病例："一少年，因感冒懒于进食，犹勤稼穑（sè，耕作的意思），枵（xiāo，空的意思）腹力作，遂成劳嗽。过午发热，彻夜咳吐痰涎。医者因其年少，多用滋阴补肾之药，间有少加参芪者，调治两月不效，饮食减少，痰涎转增，渐至不起，脉虚数兼有弦象，知其肺脾皆有伤损也。投以此方，俾一日两次服之，半月痊愈。"

小儿体弱

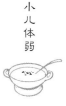

八仙糕，不拉肚子长得快

功效

　　健脾益胃，适用于小儿脾胃虚弱所致的厌食，泄泻、腹胀便溏、面色萎黄、形体瘦弱等。

配方

芡实	50克
山药	50克
茯苓	50克
白术	50克
莲子肉	50克
薏苡仁	50克
白扁豆	50克
党参	15克
糯米粉	400克
麻油	适量
白糖	适量

制法

1. 将芡实、山药、茯苓、白术、莲子肉、薏苡仁、白扁豆、党参共研成细粉，过筛。

2. 将上述混合粉加入糯米粉中，再加入白糖及麻油一并拌和均匀，然后加入适量水，如常法揉成面团，压入木模，做成小饼块。

3. 把小饼块放入蒸笼内蒸熟，再晒干或烘干，备用。

服法　每日早晚空腹食用，每次1～3块，或用开水调服，或嚼服，连服半月。

宜忌　小儿因伤食所致的腹胀，泄泻（伤食泄），消化不良，以及因急性肠炎菌痢所致的腹泻则不宜选用。

说明 该配方源自《方脉正宗》。八仙糕是由药食兼用之品——**芡实、山药、扁豆、薏苡仁、莲子**，配合**党参、白术、茯苓**，加入米粉等制作而成，这些食品与药物均有增强肠胃功能的作用，可以健脾胃、促进食欲、强壮体质。凡婴幼儿或儿童肠胃功能低下、消化吸收力弱、形瘦体虚、长期食欲不振、大便溏薄、脾虚腹胀、神疲乏力的，经常吃些八仙糕，对生长发育是很有益处的。

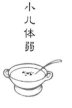

小儿体弱

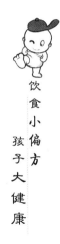

苁蓉羹，不怕冷，做个壮小孩

功效
　　温补气血、助阳益精，适用于元阳不足、肾气亏乏所致的体质羸弱、恶寒怕冷、四肢欠温、腰膝冷痛、小便频数、夜间多尿、遗尿等。

配方

精羊肉	100克
肉苁蓉	15克
姜末	5克
葱白末	5克
水淀粉	适量
盐	适量

制法

1. 肉苁蓉用温水浸泡，洗净，切碎。精羊肉洗净，切成肉丁。

2. 将肉苁蓉放入锅中，加水烧开，用小火将其煮烂后弃渣留汁。

3. 将羊肉丁放入肉苁蓉汁中，煮至羊肉熟烂，随即缓缓倒入水淀粉并搅匀，再加入葱白末、姜末和盐调味，继续煮3～5分钟即可。

服法　每日1次或2次，作为早晚点心，空腹随意食用，连用7～10天。

说明　古人云"**肉苁蓉**，滋肾补精血之要药"。历代医药学家还认为肉苁蓉有抗衰老的作用，说它"补精益髓，悦色延年"，"久服则肥健而轻身"。《本草图经》中记载："五月五日采，五月恐已老不堪，故多三月采之。西人多用作食品啖之，刮去鳞甲，以酒净洗去黑汁，薄切合山芋，羊肉作羹，极美好，益人，食之胜服补药。"

　　羊肉也是温补食物，合而作羹，不仅其味甚美，还能增加补益之力。因此，凡是阳气不足、身体衰弱，小孩发育不良者，以之作为保健饮料经常饮用，可收到意想不到的效果。

山药蒸饼，好气色，吃出来

功效

　　补脾胃、开胃口，适用于小儿脾胃虚弱、不思饮食、食少便溏、消化不良、面色萎黄等症。

配方

山药	40克
炒白术	40克
党参	20克
橘皮	4克
米粉	250克
白糖	适量

制法

1. 将山药、炒白术、党参和橘皮共研为细末。

2. 将米粉放入小盆内，加入上述四味药末、白糖拌匀，倒入适量水调匀。

3. 将上述混合料放入木模内，压成一块块糕饼状，如鸡蛋大，放入蒸笼内，蒸熟后晒干，备用。

服法　每次1～3块，每日2次，婴幼儿可用开水溶化成糊状喂服，儿童可以当糕点嚼食，疗程不限，随意服用。

宜忌　感冒发热期间暂停食用。

说明　这一儿童保健药膳，是根据《圣济总录》中的古方"山芋丸"变化而来。该书记载："治脾胃虚弱，不思进饮食，山芋、白术各一两，人参三分，上三味，捣罗为细末，煮白面糊为丸，如小豆大，每服三十丸，空心食前温热饮下。"此处山芋是指山药，并非红薯。根据上方，加入橘皮、白糖，改做成糕饼，经常食用，对小儿脾胃虚弱所致的病症，特别是小儿厌食极为有益。**山药、白术、党参**均能健脾养胃，有增强肠胃消化吸收的功能，**橘皮**可以开胃口，增进食欲。

小儿体弱

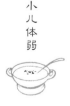

西米粥，让小病号变强壮

功效

　　健脾、益气、养胃，适用于脾胃两虚、消化吸收不良、体质羸瘦、久病衰弱等。此粥尤其适用于久病初愈的调理。

配方

西米	100克
银耳	100克
冰糖	适量

制法

1. 西米水发后待用。银耳去根蒂，洗净，撕成小朵。
2. 将西米、银耳放入锅内，加入适量水，旺火烧开，转小火慢煨成稀薄粥，再加入冰糖煮沸即可。

服法　每日早晚空腹温热食用，每次1小碗，或作点心服食，可连用5~7天。

说明　**西米**有温中健脾之功，能治脾胃虚弱、消化不良等病症。据《本草纲目拾遗》中记载，西米"温补"；《海药本草》称其"主补虚冷，消食"。《柑园小识》中说："健脾运胃，久病虚乏者，煮粥食最宜。"**银耳**即白木耳，营养价值很高，有滋阴、润肺、养胃的作用。两者合做甜粥，相得益彰，是一切虚弱之人的保健佳品。

山药米糕，防止营养不良的好吃米糕

功效

　健脾、滋肾、补肺，适用于小儿体质虚弱、营养不良。小儿慢性肾炎患者食用尤佳。

配方

鲜山药	400克
粳米粉	250克
红绿丝	30克
蜂蜜	50克
白糖	100克
水淀粉	适量
猪油	适量

制法

1. 鲜山药去皮、洗净，切成片，放入锅内蒸熟后捣烂。
2. 将蜂蜜、白糖、猪油、水淀粉放入锅中加热，熬成糖蜜汁备用。
3. 将山药与粳米粉和匀，揉成面团，然后压入木模内，做成小饼，上面放些红绿丝，上蒸锅大火蒸20分钟。
4. 取出山药米糕，趁热浇上一层糖蜜汁即可。

服法　每日1～2次，当作点心，随意服食。

宜忌　感冒发热期间忌食。

说明　山药米糕形色美观，香甜爽口，它有很好的滋补强壮、扶正益气的效果。一切体质羸瘦的儿童均可长期食用该糕点。小儿慢性肾炎、长期蛋白尿、呈现脾肾两虚的患儿，如能坚持服食，对疾病的早日康复很有帮助。

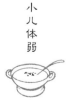

小儿体弱

玉灵膏，一觉睡到大天亮

功效

大补气血，适用于失眠、健忘、神经衰弱、补血等。

配方

桂圆肉	250克
西洋参	25克
白糖	适量

制法

1. 将西洋参用温水浸泡后，切成极薄的片。

2. 将桂圆肉、白糖、西洋参薄片一并放入蒸碗内，加上盖，再放入蒸锅内，隔水用文火蒸2～3小时即可。

服法 每日早起空腹食之，每次1汤匙，用开水冲服，连用5～7天。

宜忌 感冒发热期间暂停服饮。

说明 该配方源自《随息居饮食谱》。玉灵膏又名代参膏，其中**桂圆肉**能益心脾、补气血、安神志，对心血不足所致的神经衰弱、心悸失眠、头昏健忘，均有效验。**西洋参**原产北美，主产美国、加拿大和法国，它能益气阴、清虚热、生津止渴，对肺虚久咳、痰中带血、咽干口渴、虚热烦倦，也颇有效。

凡一切虚弱羸瘦之人，均可选用玉灵膏。

山药汤圆，补充营养身体好

功效

滋补脾肾，适用于小儿身体羸瘦、营养不良、肺结核体虚、慢性肾炎虚弱。

配方

鲜山药	150克
猪绞肉	150克
糯米粉	300克
白糖	适量

制法

1. 鲜山药去皮、洗净，放入锅内蒸熟后捣烂。
2. 将山药、猪绞肉和白糖搅拌均匀，做成馅料。
3. 将糯米粉用温水拌和后，揉成面团，再搓成条，然后揪成汤圆剂子，包入馅料，收好口搓成圆球形，入沸水锅中小火煮熟即成。

服法　每日2次，当作点心，趁热随意食用。

宜忌　在感冒或发热期间勿用。

说明　山药古时称作薯蓣，它不仅是滋补食物，又是上品之药，有健脾、补肺、益肾的作用。《本草正》中说它能"治诸虚百损，疗五劳七伤"。其与肉末为馅，用糯米粉做成汤圆，的确是一种理想的滋补保健药膳。凡一切体弱儿童、小儿慢性肾炎者、结核病患者，长期食用山药汤圆，对身体的康复有很好的促进作用。

小儿体弱

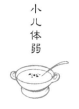

33

山药拨粥，盗汗问题解决啦

功效

养心气、健脾胃，适用于心气不足、心慌、自汗盗汗、脾胃虚弱、食欲不振、消化不良、腹泻久痢等。

配方

鲜山药	150克
面粉	150克
葱末	少许
姜末	少许
红糖	适量

制法

1. 鲜山药去皮、洗净，切成片，放入锅内蒸熟后捣烂。

2. 锅上火，加入适量清水烧开，撒入面粉，加入捣烂的山药，转小火煮成粥，再加入葱末、姜末、红糖调味，再煮3分钟即可。

宜忌 山药拨粥须温热服食，常年均可食用，不受疗程限制。

说明 **山药**即薯蓣，它既是一味补益性中药，又是人们日常佳蔬。其味甘平，入脾、肺、肾经。早在《神农本草经》中，山药已被列为上品药材，说它有健脾、补肺、固肾的作用，能"补中益气力，长肌肉，久服耳目聪明，轻身，不饥延年"。中医认为山药补而不滞，不热不燥，能补脾气而益胃阴，是培补脾胃而性质平和的药物。近代研究发现，山药中含有淀粉、糖蛋白、自由氨基酸、黏液质、胆碱、维生素C等多种营养成分。

小麦面粉，它的主要成分为淀粉，此外还有蛋白质、糖类、粗纤维、脂肪、维生素B等。《本草拾遗》载："小麦面，补虚，实人肤体，厚肠胃，强气力。"《本草再新》也说："养心，益肾，和血，健脾。"其与山药同煮粥，可以称得上一种食疗良方。脾胃虚弱、心气不足的患者长期食用颇有裨益。

姜橘椒鱼汤，胃口大开的法宝

配方

鲫鱼	1条（约250克）
生姜片	20克
橘皮	5克
胡椒	少许
葱末	少许
盐	少许
植物油	少许

制法

1. 活鲫鱼宰杀，整体清洗干净。生姜片、橘皮和胡椒一同用纱布包扎好，放入鲫鱼肚内。

2. 锅上火倒入油烧热，放入鲫鱼略煎，加入适量水烧开，小火煮约15分钟，取出药袋，再加入葱末、盐调味。

服法　可分作2～3次，空腹温热食用。

宜忌　只宜趁热服食，冷不宜用。

说明　该配方源自《食医心鉴》。**鲫鱼**是常食之物，作为药用，古代医药文献早有记载。如《唐本草》中说："鲫鱼合莼作羹，主胃弱不下食。"**生姜、橘皮、胡椒**能温中暖胃。它们合用做成羹肴，自古有之，现代民间也常应用。如《吉林中草药》介绍："治脾胃虚弱不欲食、食后不化，大活鲫鱼一条、紫蔻三粒，研末，放入鱼肚内，再加生姜、陈皮、胡椒等煮熟食用。"脾胃素弱的儿童不妨经常照此食用，对强壮身体很有益处。

小儿体弱

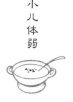

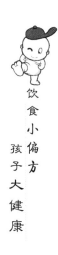
海参粥，从此不被尿频困扰

> **功效**
>
> 补肾、益精、养血，适用于精血亏损、体质虚弱、肾虚尿频。

配方

水发海参	2只
粳米或糯米	100克

制法

1. 粳米淘洗干净，用水浸泡30分钟。海参洗净后切成片，入沸水中焯一下待用。

2. 粳米、海参放入锅中，添加适量水如常法煮粥，煮至粥成即可。

服法 每日早晨空腹服食，疗程不限。

说明 据中医古代文献记载，**海参**味咸性温，入肾经。历代医书都说它有补肾的功用。《本草从新》云："海参补肾益精，壮阳疗痿。"《食物宜忌》称："补肾经，益精髓，消痰涎，摄小便。"《随息居饮食谱》还说："海参滋阴，补血，健阳，润燥，调经，养胎，利产。凡产后、病后衰老尪孱（wāng chán，赢弱的意思），宜同火腿或猪羊肉煨食之。"**清代曹庭栋《老老恒言》**中载："海参粥滋肾补阴。"近年来，它的应用范围又扩大了。《现代实用中药》谈到："海参为滋养品，可用作止血剂，治肺结核、神经衰弱及血友病样的易出血患者。"因此，海参同粳米煮粥服食，是一种极为理想的滋补强壮的食治方。凡由肾虚引起的赢弱虚衰、梦遗阳痿、小便频数者，经常食用裨益颇多。

当归羊肉羹，补补血，小脸红彤彤

功效

补气养血、强壮身体，适用于小儿气血不足、营养不良、贫血、体弱羸瘦、体虚多汗、气虚怕冷等。

配方

羊肉	200克
黄芪片	10克
党参片	10克
当归片	5克
姜末	5克
葱白末	10克
盐	适量

制法

1. 羊肉洗净，切成肉丁或剁成肉末。黄芪片、党参片、当归片装入纱布袋，用线扎好。

2. 将羊肉、黄芪等药袋放入小锅内，加入适量水烧开，用小火煨至羊肉烂熟，捞去药袋。再加入姜葱末及盐调味即可。

服法 趁热空腹顿服，连用3~5天。

宜忌 发热或腹泻时勿用。

说明 该配方源自《济生方》。羊肉味甘性温，有益气补虚、温中暖下作用。《日用本草》中就有记载说："羊肉治腰膝羸弱，壮筋骨，厚肠胃。"**黄芪**和**党参**皆能补气，**当归**可以补血，**生姜**与**葱白**既可调味，又能温胃散寒。所以，它们合做成羹汤，不仅味道鲜美，而且补益气血。凡体质虚弱儿童经常食用，安全有效，可以起到滋补强壮的作用。

小儿体弱

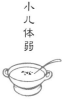

37

茯苓饼，补脾健胃，不再水肿

功效

补气、健脾胃，适用于小儿气虚体弱、大便溏软、气虚水肿等。

配方

白茯苓	250克
粳米粉	300克
白糖	适量

制法

1. 将白茯苓研成细粉状待用。
2. 将白茯苓粉、粳米粉和白糖一同拌和均匀，然后加入适量清水，调成糊状，以微火在平锅里摊烙成极薄煎饼即可。

服法 当作点心，空腹随意食用，连服5～7天。

宜忌 据《药性论》记载，食用茯苓时"忌米醋"，仅供参考。

说明 **茯苓**味甘性平，有益脾和胃、利湿消肿的作用，中医常用于治疗脾虚所致的大便泄泻、水肿。**粳米**能补元气、健脾胃。所以，二者合用做成茯苓饼，对体弱儿童便溏或营养不良性水肿，很有帮助。

二、小儿疰夏

疰夏以较长时期发热、口渴、多尿、汗闭或少汗为其主要特征，是婴幼儿时期的特有疾病，因其病发于夏季，故又称"小儿夏季热"。

本病的发生与气候有密切关系。此病在我国的中南地区及东南地区较为多见。上海地区发病时间多集中于6、7、8月这3个月，而广东省因夏季炎热时间较长，故发病时间亦相应地延长，秋凉以后，发热均能自然消退。但亦有至第二年夏季再度发病，甚至可延续3～5年者。一般在第二年发病时，症状多比第一年为轻，预后多属良好。

疰夏的主要症状为发热不退，病程较长，有的可长达2～3个月，天气愈热，身热愈高，常见朝热暮凉，也有暮热早凉的。多数患儿皮肤灼热无汗，烦躁不宁，频频饮水，小便奇多，一昼夜可达数十次。

至于疰夏的发病原因，目前尚不明了，多数学者认为，体质因素是发病的主要原因，而外界气候炎热是发病的条件。

对患有小儿疰夏者，选用本章保健药膳方，多能收到理想效果。

消暑饮，祛暑化湿平安一夏

功效

清热、祛暑、化湿，适用于小儿疰夏。

配方

鲜藿香	3～6克
生山楂	10～15克
生甘草	2～3克
薏苡仁	10～15克
绿豆	10～15克

制法

1. 将鲜藿香、生山楂等冲洗干净，用水浸泡2～3小时。

2. 将鲜藿香、生山楂等全部放入小砂锅中，添加适量水烧开，用小火煮3～5分钟，弃渣留汁。

服法 以上为1日量，分作2～3次饮用，连用2～3天。

宜忌 在治疗期间忌吃油腻食物。

说明 中医认为，疰夏多由于炎夏之季感受暑湿之邪，致使脾虚失运，表现为食欲不振、四肢乏力，其治疗方法当清热解暑、化湿运脾为主。据《上海中医药报》1987年7月15日介绍，**藿香**芳香化浊，**绿豆**、**生甘草**清热解毒，**山楂**健脾助消化，**薏苡仁**甘淡渗湿，合用煎汤代茶，能起到解暑化湿作用。消暑饮不仅儿童喜爱饮用，而且对小儿疰夏颇有效验。

枸杞五味茶，预防小儿疰夏

功效

滋补肝肾、生津养阴，适用于防治小儿疰夏。

配方

枸杞子	60克
五味子	60克

制法

1. 每日取枸杞子和五味子各5～10克，放入茶杯内，用沸水冲泡半小时后，当茶饮用。

2. 或将二者放入小砂锅内，加入适量水，煎煮沸5～10分钟，当茶饮用。

服法 每日当茶频频饮用，连服7～10天。

宜忌 感冒发热期间及腹泻便溏时忌饮。

说明 该配方源自《摄生秘剖》。**枸杞子**味甘性平，具有滋肾、润肺、补肝的功用。《本草经疏》对枸杞子有很高的评价，说它"润而滋补，兼能退热，而专于补肾、润肺、生津、益气，为肝肾真阴不足、劳乏内热、补益之要药"。**五味子**功用与枸杞子相近，不仅润肺止咳，还能生津敛汗。二者合用煎水代茶，对防治小儿疰夏病，确有理想效果，而且酸甜可口，儿童爱喝。

小儿疰夏

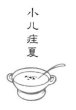

41

甘蔗粥，缓解口渴咽干等症状

功效

清热、生津、止渴，适用于热病恢复期津液受损、烦热口渴、咽干舌燥、虚热干咳，以及夏季当作清凉止渴的饮料。

配方

甘蔗汁	约100毫升
粳米	50克

制法

1. 粳米淘洗干净，用水浸泡30分钟。
2. 粳米放入锅内，添加适量水如常法煮粥，待煮成稀薄粥时，加入甘蔗汁，和匀即成。

服法 每日1次或2次，每次饮稀薄粥1小碗，连用3～5天。

宜忌 病后宜温服，夏季宜凉饮。

说明 **甘蔗**甘寒，具有解热、生津、滋阴的作用。清代名医王孟英在《随息居饮食谱》中称之为"天生复脉汤"，对热病津伤、心烦口渴、反胃呕吐、肺燥咳嗽、大便燥结，均有裨益。所以，《采珍集》中说："蔗浆粥治咳嗽虚热，口干舌燥。"《本草纲目》也记载："虚热咳嗽，口干涕唾，用甘蔗汁一升半，青粱米四合煮粥，日食二次，极润心肺。"凡热病后期，包括流脑、乙脑、伤寒、肺炎等高热过后，以及小儿疰夏，津液损伤、烦热口渴、咽干舌燥、大便秘结等均可食用甘蔗粥。炎热夏季，甘蔗粥也可作为清暑生津的饮料。

乌梅粥，止渴止泻粥

功效

　　生津止渴、益气养阴、敛肺止咳、涩肠止泻，适用于慢性久咳、久泻、久痢、虚热烦渴、夏季口干渴饮。

配方

乌梅	15～20克
粳米	100克
冰糖	适量

制法

1. 粳米淘洗干净，用水浸泡30分钟。乌梅放入小砂锅中，添加适量水烧开，小火煮10分钟后，弃渣留汁。

2. 粳米放入锅中，添加适量水如常法煮粥，待粥将成时加入乌梅汁、冰糖，稍煮片刻即成。

服法　每日2次，趁热服食。可作为早晚餐主食。

宜忌　只适用于慢性久病患者，急性泻痢和感冒咳嗽者禁用。

说明　**乌梅**，又名青梅，是蔷薇科植物梅的未成熟果实，我国各地均产。乌梅入药，以个大、肉厚、核小、外皮乌黑色、味极酸者为佳。

　　中医认为"酸甘化阴"，意思是说酸甜的东西吃了以后可以增加人体津液。因此，乌梅同冰糖煮粥，具有益气养阴，生津止渴的效果，有利于小儿疰夏病的康复，并能改善患儿阴虚内热、口干烦渴的病症。

　　根据"酸能收敛、能固涩"的道理，乌梅粥还具有敛肺、涩肠的作用：敛肺能止咳，用于久咳不止、痰液稀少的病症；涩肠能止泻，可治脾虚泄泻、久痢不止、慢性便血。

小儿疰夏

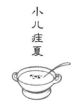

三、小儿厌食

　　小儿厌食，又称食欲不振，或称见食不贪，甚至拒食，一般是指小儿饮食不香，但仔细检查又没有什么阳性体征（阳性体征是指患儿的某些身体器官处于不正常状态），只见小儿面容有些消瘦，神疲乏力。

　　究其病因，由于小儿脏腑娇嫩，脾胃功能不健，若饮食不当，伤及脾胃，而致脾胃运化失职，或因精神因素，影响脾胃消化吸收功能。对这类患儿，选用本章保健药膳方，均能收到满意的效果。

蜜饯山楂，食欲大开，胃口更好

功效

开胃、助消化，适用于小儿不思饮食或过饱伤食，消化不良。

配方

优质生山楂	500克
蜂蜜	250克

制法

1. 将生山楂去掉柄、核，洗净后放入砂锅内，加水适量，煮熟。
2. 待水将烧干时，加入蜂蜜，改用小火煎煮5~10分钟。
3. 离火后，晾凉即可。

服法　用于增进食欲，可于饭前嚼食3~5枚。用于帮助消化，于饭后嚼食3~5枚。

宜忌　随用随制，以新鲜者为好。

说明　该配方源自《医钞类编》。山楂俗称山里红、棠球子，有南山楂与北山楂之分。北山楂产自北方，果实较大，气香，肉厚，皮红，味酸甜；南山楂产自南方，果实较小，味酸涩。故制作蜜饯山楂，以选用北山楂为好，一般大型超市有出售。

山楂能消食积，尤其是肉积，又能增加食欲，健脾开胃。凡小儿食欲不振或消化不良，均可自制蜜饯，既简单，又有效，孩子们多爱吃。

小儿厌食

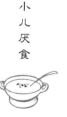

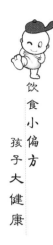
糖渍金橘，化痰开胃，腹胀不见了

功效

理气、化痰、开胃，适用于小儿食欲不振、消化不良、胸闷腹胀。

配方

新鲜金橘	500克
白糖	500克

制法

1. 将鲜金橘清洗干净后，用木块把每一个金橘压扁，去核。

2. 加入白糖250克拌匀，腌渍24小时。

3. 待金橘浸透糖后，加入适量温水，再以小火煨熬至汁液耗干，停火晾凉。

4. 拌入白糖250克，然后放入搪瓷盘中风干数日，装瓶备用。

服法 每日当果脯随意食用。

宜忌 霉坏变质的金橘不可选用。

说明 该配方源自《**随息居饮食谱**》。**金橘**味辛甘性温，既可当果品，又能做药用，有理气解郁、化痰醒酒的作用。早在《本草纲目》中就有关于金橘的记载，说它能"下气快膈，止渴解酲，辟臭，皮尤佳"。另外，清代王孟英《随息居饮食谱》中也有记载："金橘，以黄岩所产形大而圆，皮肉皆甘，而少核者胜。一名金蛋，亦可糖腌压饼。"如今食品商店内也有现成的金橘饼卖，以之给小儿食用，对儿童食欲不振、消化不良、胸闷腹胀者有很好的食疗效果。

麦芽糕，吃糕糕，吸收消化好

功效

消食、和中、健脾、开胃，适用于小儿不思饮食或消化不良、脘腹胀满。

配方

大麦芽	120克
鲜橘皮	30克
炒白术	30克
神曲	60克
米粉	150克
白糖	适量

制法

1. 把大麦芽淘洗后晒干。鲜橘皮冲洗后晒干待用。

2. 将大麦芽、鲜橘皮、炒白术、神曲一并放入碾槽内研为细粉状。

3. 把米粉、白糖同药粉和匀，加入清水调和，如常法做成小糕饼约10~15块。

4. 把麦芽糕放入碗内，放在饭锅上蒸熟即可。

服法 每日随意食麦芽糕2~3块，连服5~7天。

宜忌 橘皮以新鲜晒干者为好，陈旧霉变者勿用。

说明 这一保健药膳是根据李时珍《本草纲目》变化而来。**麦芽**能消食开胃，中医多用以治疗食欲不振。**橘皮**行气开胃，民间也常有用橘皮泡茶饮用，以增加胃口的习惯。**炒白术**是常用的补脾健胃的中药，**神曲**也能消食和中、开胃进食。它们与米粉、白糖做成的糕饼药膳，儿童极爱食用，实属"寓药于食，寓治于膳"。

小儿厌食

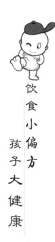

山楂软糖，吃肉也能很快消化啦

功效

　　开胃、消化肉食，适用于小儿食欲不振、厌食或吃肉食过多而难以消化。

配方

鲜山楂	1000克
白砂糖	500克

制法

1. 将鲜山楂洗净后切碎，放在砂锅内，加水适量，煎沸后再煮20分钟，取汁。取汁后，再加水适量，如上法煎煮取汁两次。

2. 把三次煎汁合并，改用小火继续煎熬浓缩至较黏稠时，加入白砂糖，边熬边调匀，直到砂糖熔化呈透明状时即停火。

3. 趁热将其倒在撒有一层白砂糖的大搪瓷盘中，摊平，再在面上撒上一层白砂糖后，用力按压平整。

4. 最后用刀将软糖切割成条，再分割成小块即可。

服法　每日3~5次，每次嚼服2~3块，连用2~3天。

宜忌　《随息居饮食谱》记载："多食耗气，损齿，易饥，空腹及羸弱人或虚病后忌之。"所以，山楂软糖不宜常服多食，也不适合饥饿空腹时食用。

说明　山楂味酸甜性温，是助胃消食佳果。古人云："山楂，大能克化饮食。"《本草通玄》还认为："山楂，味中和，消油垢之积，故幼科用之最宜。"可见，对小儿过食油腻、肉积所伤，吃些山楂颇有益处。《简便单方》有介绍说："治食肉不消，山楂肉四两，水煮食之，并饮其汁。"其同白砂糖做成的保健药膳山楂软糖，供小儿食欲不振、厌食或食肉过饱伤脾者服用，很有效果。

四、小儿腹泻

凡脾胃失调，排便次数增多，粪便稀薄或如水样，称为泄泻。小儿脾胃薄弱，无论外感寒邪、内伤饮食或脾胃虚寒等，均易引起泄泻。

外感寒邪者，多有受寒受凉史，肠鸣腹痛，大便溏薄，舌苔薄白；内伤饮食者，多有饮食过量史，腹胀腹痛或嗳腐吞酸，大便稀黏不爽而带酸臭气；脾胃虚寒者，病程较长，隐隐腹痛，喜暖喜寒，大便清稀，苔薄白，舌质淡。

小儿泄泻的治疗原则，以调理脾胃为主。若能分别按外感寒邪、内伤饮食、脾胃虚寒三种常见类型，选用不同的保健药膳，则收效更好。

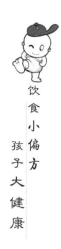
白扁豆粥，肛痛腹泻，喝粥来帮忙

功效

健脾益气，适用于脾胃气虚所致的慢性腹泻。

配方

新鲜白扁豆	150克
（或用干品	60克）
粳米	100克

制法

1. 粳米淘洗干净，用水浸泡30分钟。白扁豆冲洗干净，待用。

2. 粳米放入锅中，添加适量水如常法煮粥，待米煮开花时放入白扁豆，继续煮至粥黏稠即可。

服法 每日2次或3次，每次1碗，早晚当作主食温热食用，连用10~15天。

宜忌 由于白扁豆中含有一种凝血物质和溶血性皂素，如果煮得不透或半生半熟，食后可引起中毒现象，出现头痛、头昏、恶心、呕吐等症状。所以，在煮制扁豆粥时，一定要把扁豆煮熟煮烂方可食用。

说明 白扁豆是药食兼用之品，既可补养，又能治病。它含有多种营养成分，在每100克白扁豆干品中，含蛋白质22.7克、碳水化合物57克、脂肪1.8克、钙46毫克、磷52毫克、铁1毫克、锌2.44毫克、泛酸1232微克。此外，白扁豆还含有磷脂、蔗糖、葡萄糖、半乳糖、淀粉、酪氨酸酶等。中医认为，其主要功能是补脾胃、益中气，同粳米煮粥，更能增强补脾益气的效果。

现代著名中医学家岳美中曾在《补法在老年病中的临床应用》一书中说"扁豆粥专补脾胃"。小儿慢性腹泻，经常吃些扁豆粥，自然会取得一定效果。如果再加些山药，同煮成扁豆山药粥，效果会更好。

茶醋饮，战胜腹泻的好茶水

功效

消食、利尿、解毒，适用于小儿便溏腹泻。

配方

红茶叶	3～5克
香醋	10～15毫升

制法

1. 把红茶叶放入小搪瓷杯内，加入清水适量，煮沸3～5分钟后，取浓茶水约100毫升。

2. 把香醋加入浓茶水中，和匀即可。

3. 也可以把红茶叶放入茶杯内，用沸水冲泡10～15分钟后，再调入香醋即可。

服法 以上为1次用量，每日2次，趁热饮用，连用2～3天。

宜忌 临睡觉前不宜饮用，也不可冷服。

说明 该配方源自《本草别说》。**茶叶**可以治肠炎痢疾，对小儿中毒性消化不良也有很好的效果，民间一直有所应用，近代医学杂志也多有报道。**香醋**也能解毒消食。二者混合当作饮料，对治疗小儿受凉引起的肠鸣泄泻或肠道感染泄泻，安全有效。正如《本草别说》中所说："茶叶合醋治泄泻甚效。"凡患有急性泄泻的儿童，不妨服些茶醋饮，可以不药而愈。

小儿腹泻

51

火腿脚爪汤，久泻不止喝这个汤

功效

健脾开胃、生津益血，适用于小儿慢性久泻和虚痢。

配方

陈火腿脚爪	1只
葱白	3～5克
生姜	2～3克

制法

1. 生姜和葱白洗净后切成碎末。

2. 陈火腿脚爪洗净后，放入大砂锅内，加入适量水，煮沸后加入葱、姜碎末，然后改用小火煨至极烂后便可。

服法 温热喝汤吃肉，连用3～5天。

宜忌 小儿急性肠炎痢疾不宜选用。

说明 该配方源自《救生苦海》。**火腿**即猪腿腌制而成，有健脾开胃的作用。清代王孟英在《随息居饮食谱》中就有记载："火腿补脾开胃，滋肾生津，益气血，充精髓，治虚劳怔忡，止虚痢泄泻。"用火腿的脚爪部分治疗久泻，民间一直有所流传。《救生苦海》记述："治久泻，陈火腿脚爪一个，白水煮一日，令极烂，连汤一顿食尽。"此方加些葱姜，可以增强补虚温中，有暖胃散寒和止泻的作用。小儿久泻虚痢，应用中西药无效时，不妨一试。

芡实山药糊，健脾止泻的神奇米糊

功效

健脾止泻，用于小儿脾虚久泻、消化不良、大便溏薄、体虚羸弱。

配方

芡实	300克
山药	300克
糯米粉	300克
白糖	200克

制法

1. 将芡实、山药一同晒干，再放入碾槽内研为细粉末。
2. 把芡实粉、山药粉同糯米粉及白糖一并拌和均匀，备用。
3. 临用时取混合粉适量，加入冷水调成稀糊状，然后加热烧熟即可。

服法 每日早晚温热空腹食用，每次用混合粉50克，连服7～10天为1个疗程。

宜忌 小儿急性肠炎菌痢腹泻忌用。

说明 此方《本草新编》中有详细记载。芡实同山药，既是食物，又作药用，均有良好的健脾胃、补肾气、固大肠、止泄泻的作用。**糯米**也能补中益气。早在唐代，药王孙思邈就曾说过："糯米，脾病宜食，益气止泻。"所谓脾病，即指脾气虚弱，不能运化水谷精微，而导致脾虚泄泻。三者合用做糊服食，不仅使体弱儿童易于消化吸收，而且能增强健脾止泻之力。凡婴幼儿肠胃亏损、消化力弱导致慢性便溏腹泻、久久不愈、服中西药不效者，用之颇有益处，坚持食用，多可见效。

小儿腹泻

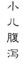

胡椒糖，解决消化不良性腹泻的小妙招

功效

温中止泻，适用于小儿单纯性消化不良的腹泻。

配方

白胡椒   2克

葡萄糖粉   18克

制法

1. 把白胡椒放入捣筒内捣碎，捣成极细粉末为止。

2. 把白胡椒粉同葡萄糖粉一并拌和均匀即可。

服法 1岁以下小儿每次0.3～0.5克，3岁以下0.5～1.5克，一般不超过2克，每日3次，连服2～3天为1个疗程。

宜忌 小儿肠炎菌痢腹泻者，不可选用。

说明 **白胡椒**味辣性热，有温中下气的作用，《本草纲目》中说它能"暖肠胃"。据1966年第4期《江西医药》报道，用胡椒糖治疗小儿单纯性消化不良腹泻共20例，结果痊愈18例，好转2例，所以效果还是很理想的。该方花费不大，疗效可靠，儿童较易接受。

胡椒分布在热带、亚热带地区，我国华南及西南地区有引种。胡椒有黑白之分，黑胡椒又称"黑川"，是在胡椒的果实刚刚开始变红时，剪下果穗，晒干或烘干后，即成黑褐色。白胡椒称"白川"，是全部果实均已变红时采收，用水浸渍数天，擦去外果皮，晒干后表面即呈灰白色。葡萄糖粉各药店有售。

橘饼茶，解决因吃生冷瓜果引起的腹泻

---- 功效 ----
　　宽中、下气、化痰、止嗽，适用于小儿多吃生冷瓜果后泄泻不止。小儿伤食服用此茶也颇有疗效。

配方

金橘饼　　　　　　　　　　　　　　　　1～2个

制法

1. 将金橘饼切成薄片，备用。
2. 把金橘饼薄片放入茶壶内，用刚烧沸的开水冲泡，盖上茶壶盖，泡10～15分钟即可。

服法　每日用金橘饼1个，可作数次当茶饮用，喝茶吃饼，连用2～3天。

宜忌　霉坏变质的金橘饼勿用。

说明　该方源自《经验广集》。金橘饼既是美味果脯，又能当作药用。中医认为橘饼能行气宽中，消食化痰。清代王孟英《随息居饮食谱》中就记载："橘饼和中开膈，温肺散寒，治嗽化痰，醒酒消食。"所以，凡小儿饮食过多、食饱伤脾、食生冷果瓜损及脾胃，形成小儿伤食症，可服用橘饼茶2～3天，颇有效果。家长们不妨一试。

　　金橘饼为云香料植物福橘等的成熟果实，用蜜糖渍制而成，一般食品店有售。

小
儿
腹
泻

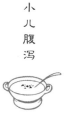

五、小儿伤食

　　小儿伤食是指一次贪食过多过饱，以致损伤脾胃，形成腹部饱胀难受、嗳气，气味酸臭或排气恶臭，甚则大便黏滞不化，变为伤食泻。

　　对于小儿伤食（又称小儿食积）者，选用本章保健药膳方，可收到满意效果。

蜜饯萝卜，肚子胀不消化，秘制萝卜最管用

功效

宽中行气、消食化痰，适用于小儿饮食不消、腹胀嗳腐。

配方

白萝卜	500克
蜂蜜	150克

制法

1. 将生白萝卜洗净后，切成条状或丁状。
2. 萝卜放入沸水锅中，煮沸后即捞出，把水淋干，晾晒半日。
3. 再把萝卜放入砂锅内，加入蜂蜜，以小火烧煮，边煮边调拌，调匀后取出晾凉备用。

服法 于饭后嚼食30～50克。

宜忌 小儿体弱者宜少吃，不宜多吃。

说明 该配方源自《普济方》。萝卜有消食、顺气、化痰、治咳、止渴、利尿、解酒等功效，适用于消化不良、胃饱胀满、咳嗽痰多、胸闷气喘以及伤风感冒等病，所以，它既是食物，又当药用。将其煮至半生半熟，做成蜜饯，可以起到除胀气、助消化的作用。凡小儿过食伤中、饮食不消、脘腹饱胀，吃些蜜饯萝卜，颇有效果。

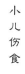

小儿伤食

五香槟榔，强健脾胃常食槟榔

功效

健脾、宽胸、开胃、消食，适用于小儿过饱伤食、消化不良、食欲不振、胸腹饱胀等。

配方

槟榔	150克
陈皮	15克
丁香	5克
豆蔻	5克
砂仁	5克
盐	适量

制法

1. 将整槟榔放入搪瓷锅中，加入陈皮、丁香、豆蔻、砂仁、盐和适量水，大火烧沸后改用小火，煮至药液将要干涸后，离火。
2. 待槟榔晾凉后，用刀剁成黄豆般大小的槟榔碎粒即可。

服法 于饭后嚼食少许。

宜忌 体质虚弱儿童不宜多食。

说明 该配方源自《证治准绳》。槟榔等五味中药，气味芳香，行气健胃，助消化，消积滞。它对食积肠胃、脘腹胀痛、吞酸嗳腐、饮食不香等，很有效果。槟榔虽是强有力的行气消积药，但"久服则损真气，多服则泻至高之气"（《本草蒙筌》）。所以，嚼食五香槟榔，只宜少服暂服，不可多吃久服，以防耗气伤正。

消食导滞饼，增强消化功能的古方饼

功效

消食导滞，适用于小儿食积。

配方

炒牵牛子	30克
炒大黄	30克
炒萝卜子	30克
焦山楂	30克
鸡内金	30克
面粉	500克
芝麻	适量
红糖	适量

制法

1. 先将炒牵牛子等前五味中药一并放入碾槽内，共研成细末，过筛后备用。
2. 把上述药末同芝麻、红糖一起加入面粉中，一并和匀，再加入清水调为面糊，烙成焦黄色小饼30块。

服法 1～3岁小儿每日吃1块，4～8岁吃2块，7～10岁吃3块，10岁以上吃4块，1日量分3次，嚼食，连用2～3天。

宜忌 在食用期间，要注意饮食应以清淡、易消化、少量为妥。

说明 这一保健药膳有着很好的助消化、导积滞的功用，故称"消食导滞饼"。**牵牛子、大黄、萝卜子**三味中药可以疏通肠胃，增强胃肠蠕动，**山楂**和**鸡内金**能帮助肠胃消化吸收，和入芝麻、红糖可以增强香甜之味。它们同面粉做成小饼，不仅制作简单，食用方便，小儿乐于接受，而且又无不良反应。经临床实践证明，该方屡用屡验，效果颇佳。

小儿伤食

海蜇煮荸荠，美美吃一碗，清热化痰还消食

功效

消积、化痰，适用于小儿积滞。

配方

鲜荸荠	250克
海蜇	100克

制法

1. 将鲜荸荠去掉小芽及基根，洗净备用。

2. 海蜇漂洗后，同荸荠一并放入小锅内，加入适量水，同煮。

3. 等到荸荠煮熟后，去掉海蜇，取出荸荠，趁热食用。

服法 每日2～3次，每次温热嚼食荸荠3～5个，连用2～3天。

宜忌 体弱小儿，一次不可服食过多。

说明 该配方源自《王圣俞手集》一书。其云："治瘕，海蜇荸荠同煮，止食荸荠。"另外，《本草纲目拾遗》中也载："治小儿一切积滞，荸荠与海蜇同煮，去蜇食荠。"

荸荠与**海蜇**，两者既是食物，又可作药用。荸荠味甘性寒，有清热、化痰、消积的功用。海蜇味咸性平，功同荸荠，也能化痰、消积、清热。两者一并煮熟，去海蜇，单吃荸荠，更增强荸荠的消积效果。凡小儿患积滞，吃些海蜇煮荸荠，以食代药，不药而愈。

六、小儿便秘

小儿便秘颇为常见，可见患儿大便干燥，硬结如球。采用本章方法，多能取效。

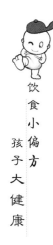

红薯粥，便秘的克星

功效

　健脾养胃、益气通便，特别适用于小儿便秘。对于维生素A缺乏症、夜盲症、大便带血、湿热黄疸的患儿食用也有很好的疗效。

配方

新鲜红薯	250克
粳米	100克
白糖	适量

制法

1. 粳米淘洗干净，用水浸泡30分钟。红薯去皮、洗净，切成小块。
2. 将粳米放入锅中，添加适量清水如常法煮粥，待米煮开花时投入红薯，用小火煮至粥黏稠时，加入白糖搅匀即成。

服法　早晚温热食用，不可冷服，否则易引起泛酸。

宜忌　在吃红薯粥时，一定要趁热服食，冷了吃或吃后受凉，都容易引起泛酸、醋心。

说明　**红薯**是我国人民的主食之一，它不仅营养丰富，还有一定的医疗价值。明代李时珍《本草纲目》载，红薯"补虚乏，益气力，健脾胃，强肾阴"。赵学敏在《本草纲目拾遗》中说："补中和血暖胃，肥五脏。白皮白肉者，益肺气，生用。"《金薯传习录》还记载红薯又治"痢疾下血，酒积热泻，湿热黄疸，遗精淋浊，血虚经乱，小儿疳积"。所以，小儿疳积者也可常吃。

　红薯的主要养分包括碳水化合物、粗纤维、钙、磷、维生素A和维生素C，它所含的蛋白质比粳米、面粉多。此外，它还含少量的脂肪、胡萝卜素、核黄素等，同粳米煮粥，更能强健脾胃，达到补中气的效果。《粥谱·粥品三·蔬实类》称："红薯粥，益气厚肠胃耐饥。"红薯粥香甜可口，因此老幼皆宜。

黑芝麻炒米糊，润肠通便又补肾

功效

滋阴、润肠、通便，适用于小儿便秘。

配方

黑芝麻	250克
糯米	250克
蜂蜜	适量

制法

1. 先将黑芝麻和糯米焙炒至香熟，再把黑芝麻及糯米和匀后同入碾槽，研成细粉末。

2. 每次取芝麻炒米粉约60克，用沸水调成糊状，然后加入蜂蜜适量，搅拌均匀即可。

服法　每日1~2次，当作点心食用，连用2~3天。

宜忌　大便通畅后或出现大便稀溏，即不宜再用。

说明　小儿便秘，多由于肠燥津枯所致。这一儿童保健药膳，治疗小儿大便干结难解，颇有效果。**黑芝麻**药名巨胜、胡麻，它既可作食物，也能当药物，有滋肝肾、润肠燥、补虚通便之功。**糯米**能补脾胃、益中气。**蜂蜜**味甜，能润肠而通便秘。三者合做米糊，香甜可口，儿童十分喜爱食用。

小儿便秘

七、小儿消化不良

　　小儿消化不良多由脾胃气虚，消化吸收功能减退，引起脘腹虚胀、大便溏泻，甚则完谷不化、食少便溏、形体消瘦、倦怠乏力。

　　凡大便经常溏薄、完谷不化者，食用本章的保健药膳，均可收效。

莲肉糕，消化不良快吃莲肉糕

功效

健脾胃、助消化，适用于小儿脾胃虚弱、消化不良、大便溏薄。

配方

干莲子肉	120克
白茯苓	60克
粳米	120克
白糖	适量

制法

1. 把干莲子（去掉莲子心）、粳米分别炒至香熟，晾凉后备用。

2. 把白茯苓同莲子、粳米一并放入碾槽内，研成细粉末。

3. 把白糖加入上述三样细粉末中，并加入少许水一并拌和均匀，放入碗内，蒸熟成糕即可。

服法 每日1~2次，每次25~30克，当点心温热嚼食，或直接取粉末加入糖开水调匀服用，连用7~10天。

宜忌 凡体质衰弱、脾胃气虚的患儿均可选用。

说明 该配方源自《士材三书》。**莲子**味甘性平，有养心、益肾、补脾、涩肠的功效。**茯苓**也能健脾胃、利水湿，对脾虚腹泻便溏者最为适宜。**粳米**甘平，益气健脾，养胃和中。三者研粉合用，做成甜味糕点，供体质羸弱、脾胃气虚、消化不良、大便经常溏薄的儿童食用，效果甚好。该糕点的确是一种药食结合的儿童保健药膳。

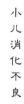

小儿消化不良

莲子锅焦茶，消食止泻来一壶

功效

健脾、消食、止泻，适用于小儿消化不良、慢性腹泻、大便溏薄。

配方

莲子	250克
锅焦	250克
白糖	适量

制法

1. 将莲子去掉莲子心。锅焦放入铁锅内炒黄。
2. 把莲子肉同锅焦一并放入碾槽内，研成粗末，备用。
3. 每次取莲子锅焦粗末10克放入小锅中，加入少许白糖和适量水，煮沸后即可当茶饮用。

服法 每日早晚空腹温热当茶饮用，连用5～7天为1疗程。

宜忌 小儿肠炎泻痢者忌用。

说明 该配方源自《梁侯瀛集验方》。**莲子**味甘，它既是食物，又当药用，有补脾涩肠之功。《玉楸药解》中说："莲子甘平，甚益脾胃，而固涩之性，最宜滑泄之家，遗精便溏，极有良效。"**锅焦**即饭锅巴，炒黄后研末，古人称之为"黄金粉"，有"补气、运脾、消食、止泄泻"的作用。所以，两者均能补脾虚而止泄泻。凡小儿脾气不足、消化吸收不良、经常大便稀薄者，以之煎水当茶，经常饮用，确有良好效果。

高粱枣饼，常吃饼，健脾又益气

功效

益气、温中、健脾，适用于小儿消化不良。

配方

红高粱	50～100克
红枣	10～25个

制法

1. 分别将红枣（去核）放入锅内炒焦，红高粱炒黄。
2. 把红高粱和红枣一并研成细粉末。
3. 把细粉末和匀后，加水拌匀，按常法做成小饼10～20块，蒸熟。

服法 每日2次，每次当点心细细嚼食1～2块。也可研粉后，用开水冲服，2岁以内每次10克，3～5岁每次15克，连用7～10天。

宜忌 一年四季均可选用，无禁忌。

说明 **高粱**治疗小儿单纯性消化不良，在民间中多有流传。内蒙古编印的《中草药新医疗法资料选编》曾介绍："治疗小儿消化不良，红高粱一两，红枣十个。红枣去核炒熟，高粱炒黄，共研细末。2岁小儿每服2钱，3～5岁小孩每服3钱，每日服2次。"

据1971年第1期《吉林医药资料》报道：取碾高粱的第二遍糠，除净硬壳等杂质，置锅中加热翻炒，至呈黄褐色，有香味时取出放冷。每天3～4次，每次0.5～1钱口服，共治疗100例小儿消化不良儿童，结果96例都在服食6天以内治愈，仅4例无效。可见，用此法治疗小儿单纯性消化不良，的确是一种以食代药的好方法，既无不良反应，又有很好效果。

小儿消化不良

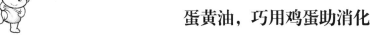

蛋黄油，巧用鸡蛋助消化

功效

滋阴养血，适用于小儿消化不良。

配方

鸡蛋　　　　　　　　　　　　　　　　20～30个

制法

1. 将鸡蛋放入锅内，加冷水适量，煮熟后去蛋壳、蛋白，取出蛋黄。

2. 把蛋黄放入小铜锅或大铜勺内，放在炉火上加热，熬出蛋黄油，贮存备用。

服法　每天服用蛋黄油5～10毫升，分2次服用，4～5天为1个疗程。

宜忌　在制取蛋黄油时，以铜锅或铜勺为好。

说明　**鸡蛋黄**既是食物，又可作药用，早在东汉时期张仲景即用之于临床。据《长沙药解》记载："鸡子黄，补脾精而益胃液，止泄痢而断呕吐"，可见该法治疗泄泻，自清代即有应用。

据《中华儿科杂志》1966年第1期介绍：用蛋黄油治疗小儿消化不良，每天5～10毫升，分2次服，一般能在1～2天后大便次数及性状明显好转，食用4～5天即可痊愈。此法曾用于20例消化不良患儿的治疗。这些患儿入院前或入院后均经多种抗菌素或中药治疗无效，粪便常规检查均见有较多脂肪滴，部分病例发现少许白细胞，16例粪便培养均为阴性。经内服蛋黄油后，15例治愈、3例好转、2例无效，平均疗程为3.4天。该方对婴幼儿慢性或迁延性消化不良的疗效最为满意。

八、小儿遗尿

凡年满3岁以上的小儿，经常在睡眠中不自觉排尿者，轻者数夜一次，重者1夜1~2次或更多，称遗尿症。少数因脊髓或膀胱等器质性疾病引起，多数为神经官能性紊乱。教养不好、自幼未能培养控制排便的能力可能与发病有关，男孩多因日间贪玩夜间酣睡，女孩有时在初入学后起病。

中医认为，小儿遗尿是指小儿睡中小便自遗，醒后方知，又称"尿床"。两周岁以下的小儿，由于智力未健，排尿的正常习惯尚未养成，或因精神激动，亦能引起暂时尿床，这都不属病态。若四周岁以后，尚不能自主排尿，甚至每夜如是，形成惯例，则应视为疾病。本病发生的原因，多由于小儿肾气不足、下元虚冷，或病后体弱、脾肺气虚不摄，或由不良习惯所致。**治疗原则以培元补肾或健脾益气为主**。如能选用本章保健药膳，多能收到效果。

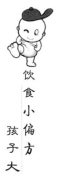
芡实糕，跟尿床说再也不见

功效

补脾、益肾、固涩，特别适用于小儿肾虚遗尿，小儿慢性脾虚腹泻服用此糕效果也较好。

配方

鲜芡实	1000克
大米粉	250克
白糖	适量

制法

1. 将鲜芡实放入锅内加水煮熟，去壳后晾干，研粉。如无鲜品，也可用芡实500克，研粉。

2. 把芡实粉同大米粉、白糖混匀，再加水拌和均匀，揉成面团，然后如常法做成芡实糕，蒸熟即可。

服法 每日早晚当点心，温热食用2～3块，连用5～7天。

宜忌 感冒发热期间暂停食用。

说明 该配方源自《随息居饮食谱》。书中记载了这个方子的详细情况。**芡实**主产自江苏和山东，是药食兼用之品，既可作药，也当食物。其作为药用，属于中医上品之药，历代医家都把它当作滋补强壮剂。它能补脾止泻、益肾止遗，可治疗大便溏泻及小儿遗尿。**大米**能补中益气。用它们做成的糕点，香甜味美，儿童极爱食用。脾肾不足、便溏或遗尿的孩子，食之颇有益处。

芡实粥，补肾健脾粥

功效

补肾固涩、健脾止泻，适用于小儿遗尿，也可用于小儿脾虚便溏泄泻。

配方

芡实	15克
粳米	50克

制法

1. 将芡实、粳米淘洗干净，用清水浸泡约30分钟。
2. 将芡实、粳米放入锅中，添加适量清水，煮成稀薄粥即成。

服法 每日1~2次，可当作早晚餐服食，连用5~7天。

宜忌 凡感冒发热、腹胀便秘、肠炎泻痢者，不宜选用。

说明 芡实味甘性涩，能补脾治泻，益肾止遗。《本草求真》中说："**芡实**如何补脾，以其味甘之故；芡实如何固肾，以其性涩之故。唯其味甘补脾，故能利湿，而泄泻腹痛可治；唯其味涩固肾，故能闭气，而使遗带小便不禁皆愈。"**粳米**能补脾益气，与芡实同煮成稀粥，不仅对小儿肾虚遗尿、脾虚便溏颇有效验，而且孩子们也很爱吃。

小儿遗尿

71

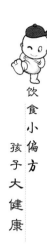

猪小肚炖白果，常常吃，不尿床

功效

固肾气、止遗尿，适用于小儿遗尿。

配方

白果	15～30克
猪小肚（猪膀胱）	1只

制法

1. 猪小肚切开后清洗干净，再将白果冲洗后放入其中，然后用针线缝好。

2. 把猪小肚放入锅内，如常法炖熟即可。

服法 每日吃1次，连吃3天。

宜忌 白果每次不宜吃得过多。

说明 **白果**味甘性平，既可当果品，又能当做药用，它有敛肺气、缩小便的作用。但《本草纲目》中曾记载银杏"有小毒"，故每次用量不宜过多。古代早有记载，认为猪小肚可治遗尿。如唐代《千金方》中介绍："治梦中遗尿，猪脬洗、炙食之。"白果同猪脬合用，炖熟服食，对小儿夜间遗尿有很好的效果。

银杏俗称白果，全国大部分地区均产。猪小肚为猪的膀胱，俗称猪脬、猪尿泡。

韭菜粥，解决孩子的遗尿问题

功效
补肾壮阳、固精止遗、健脾暖胃，适用于小儿阳气不足的遗尿。

配方

新鲜韭菜	50克
（或用韭菜籽	8克）
粳米	100克
盐	少许

制法

1. 粳米淘洗干净，用清水浸泡约30分钟。韭菜摘洗干净，沥水后切碎。如用韭菜籽，应磨成细末。
2. 将粳米放入锅中，添加适量清水常法煮粥，待米煮开花时，放入韭菜（或韭菜籽细末）、盐调匀，再煮约5分钟即成。

服法 每日早晚温热食用。

宜忌 宜采用新鲜韭菜煮粥，鲜煮鲜吃。阴虚内热、身有疮疡、患有眼疾的患儿，忌吃韭菜或韭菜籽粥。炎夏季节亦不宜食用。

说明 该配方源自《本草纲目》。**韭菜**性温味辛甘，入肝、脾、胃、肾经。《本草纲目》中说："韭菜粥，温中暖下。"该方对由于肾阳不足引起的遗尿、小便频数清长、白浊等症，均有治疗效果。又因为韭菜有温暖脾胃的作用，所以，它对脾胃虚寒、慢性泄泻、寒甚久痢、腹中冷痛、噎膈反胃等症，也颇有裨益。

现代医学认为，韭菜含蛋白质、维生素C、矿物质等，为振奋性强壮药，有健胃、提神、温暖作用。韭菜含有较多的粗纤维，由于粗纤维对肠道的刺激，增强肠蠕动，从而引起排便作用，故对慢性阳虚便秘也有帮助。

另外，**韭菜籽**也有显著的补肝肾、暖腰膝的功能。因此，古代医家以及民间也多有用韭菜籽煮粥治疗上述病症的经验和记载。

小儿遗尿

九、小儿流涎

　　小儿流涎，俗称淌口水，以1～2岁小儿为常见，经常浸湿衣襟。凡小儿流涎者选用本章药膳，可收到满意效果。

摄涎饼，应对宝宝流涎不止

功效

健脾摄涎，适用于小儿口角流涎（俗称淌口水）。

配方

炒白术	25克
益智仁	25克
鲜生姜	50克
白糖	50克
面粉	适量

制法

1. 把炒白术和益智仁一同放入碾槽内，研成细末。

2. 鲜生姜洗净后捣烂绞汁，再把药末同面粉、白糖和匀，加入姜汁和清水，做成小饼约15～20块。

3. 将小饼放入锅内，如常法烙熟，备用。

服法 每日早晚各1次，每次1块，嚼食，连用7～10天。

宜忌 小儿口腔溃疡、小儿口疮所致的流涎忌用。

说明 小儿流涎，俗称淌口水，中医多认为脾胃虚寒所致，摄涎饼是屡用屡效的经验方。**白术**能健脾气，**益智仁**能暖脾阳，合而用之，对脾虚流涎的患儿颇有裨益。二者同生姜、白糖、面粉做饼，当作小儿保健药膳，不仅香甜可口，儿童爱吃，而且寓药于食，寓治于膳，一般3日见效，3～10天即可治愈。

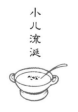

小儿流涎

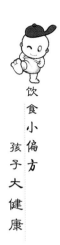

白术糖，健脾摄涎的糖果

功效

　　健脾摄涎，适用于小儿流涎。

配方

生白术	60克
绵白糖	100克

制法

1. 将生白术晒干或烘干，再研为细粉，过筛备用。

2. 把白术粉同绵白糖和匀后，加水适量，调拌成糊状。

3. 把白术糖糊放入碗内，隔水蒸或置饭锅上蒸后即可。

服法　每日服10～15克，分作2～3次，温热时嚼服，连服7～10天。

宜忌　凡属口腔溃疡而引起的小儿流涎病者不宜选用。

说明　**白术**味甘微苦，性温无毒，是中医最常用的健脾胃之品。《本草汇言》中曾说："脾虚不健，术能补之，胃虚不纳，术能助之。"小儿经常流涎，多属脾胃气虚，不能摄涎所致。白术和白糖蒸食，用于小儿常流口水，可以起到补脾摄涎的作用。凡脾胃虚弱的儿童，如能经常食用，裨益颇多。

十、小儿盗汗、自汗症

盗汗与自汗，在体弱小儿中尤为常见。所谓盗汗，是指睡中汗出，醒时即止；所谓自汗，是指醒时汗出，动辄多汗。

中医认为自汗多属阳虚，盗汗多属阴虚。凡患有盗汗或自汗的患儿，选用本章的保健药膳，可以收到很好的疗效。

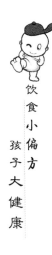
肉麸汤圆，补虚止汗，汤圆来帮忙

配方

小麦麸	100克
猪肉	250克
糯米粉	250克
葱	10克
盐	适量

制法

1. 小麦麸放入锅内，用小火炒黄。猪肉洗净后，剁成肉末。葱洗净切末。
2. 把小麦麸、肉末、葱末、盐一同搅拌均匀，做成馅料。
3. 将糯米粉加水适量，揉和后，用麦麸肉末为馅，如常法做成汤圆。食用前煮熟即可。

服法 每日当作点心，趁热随量食用，连吃3～5天。

宜忌 单是头汗过多，俗称"蒸笼头"，不适宜选用。

说明 **小麦麸**为小麦磨取面粉后筛下的种皮，有治虚汗、盗汗的作用。明代李时珍在《本草纲目》中就有记载："麸乃麦皮也，与浮麦同性，而止汗之功次于浮麦。"所以，如无小麦麸，也可选用中药店内的浮小麦，洗净后研为细末代替小麦麸使用。小麦麸同猪肉为馅，做成汤圆，儿童爱吃，既可起到补气作用，又能加强止汗效果。

浮麦米饮，睡觉盗汗再也不用发愁

功效

敛虚汗，适用于小儿自汗、盗汗及虚汗不止。

配方

浮小麦	100克
浓米汤	适量

制法

1. 浮小麦淘洗后晾干，再放入铁锅内，用文火炒至焦黄色，然后再放入碾槽内研成细末，备用。

2. 每次取浮小麦细末3～5克，用黏稠的浓米汤调匀，趁热服下。

服法 每日2～3次，用滚米汤调匀后趁热服食，连用3～5天。

宜忌 浮麦米饮无任何不良反应，可以随意饮用。

说明 该配方源自《卫生宝鉴》。**浮小麦**止虚汗，历代医书均有记载，民间也广为流传。因其取材容易，花费不多，收效显著，又无不良反应，故一直为医家、病家所喜用。浮麦米饮对体虚患儿虚汗不止或睡后盗汗均有很好的效果。

小儿盗汗、自汗症

五倍子饼，告别体虚自汗

功效

敛肺止汗，适用于小儿体质虚弱所致的自汗、盗汗症。

配方

五倍子	30克
面粉	100克

制法

1. 把五倍子放入碾槽内，研成极细粉末。

2. 用五倍子末与面粉和匀，然后加适量水搅拌，如常法做成小饼15~20块。

3. 把五倍子饼放入小蒸笼内（或饭锅内）蒸熟即可。或用小铁锅烙熟亦可。

服法 于每晚临睡前嚼服2~3块，连续用3~5天。

宜忌 此法只适用于体虚盗汗者，如属湿聚热蒸或发热多汗者不宜选用。

说明 　五倍子味酸性平而无毒，是理想的收敛止汗中药。《本草纲目》记载："治寐中盗汗，五倍子末、荞麦面等分，水和做饼，煨熟，夜卧待饥时，干吃二三个，勿饮茶水。"此法简单易行，疗效亦佳，家有小儿体虚盗汗者不妨一试。

十一、小儿行迟脚弱

　　小儿腿脚无力，是属于中医儿科"五软"病的范畴。中医的五软，是指头项、口、手、足、肌肉痿软无力。小儿腿脚无力，当属"足软"之病。其发病原因多由于先天不足及后天失养，故**治疗原则以培补元气、滋养肝肾为主**。对于小儿腿脚无力者，长期服食本章保健药膳，可以收到较好效果。

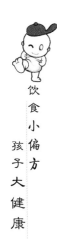

羊骨粥，腿脚强健长个头

功效

补肾气、强筋骨、健脾胃，适用于腰脊酸痛、腿脚无力。按照服法服用，可强筋壮骨，补肾气，长个头。

配方

新鲜羊骨	1000克
粳米或糯米	100克
葱花	5克
姜末	5克
盐	适量

制法

1. 将新鲜羊骨洗净后捶碎，加水煎取浓汤。粳米或糯米淘洗干净，用水浸泡30分钟。

2. 将粳米或糯米放入锅中，加入羊骨汤，如常法煮粥，待粥将成时，加入葱花、姜末、盐调味，再煮5分钟即可。

服法 秋冬之季早晚餐随意温热食用。连用7~10天。

宜忌 炎热夏季不宜食用。

说明 该配方源自《饮膳正要》。**羊骨**具有温补功能，是益肾气、壮筋骨的食品，肾虚阳衰者尤为适宜。所以，元朝宫廷饮膳太医忽思慧专门创制了羊骨粥，供朝廷享用。中医认为，肾主骨，骨生髓。羊骨中含有大量的无机物，其中一半以上是磷酸钙，又含少量碳酸钙、磷酸镁和微量的氟、氯、钠、钾、铁、铝等。钙是骨的重要成分，所以羊骨能起到补肾健骨的作用。

栗粉米糕，强筋健骨快快长高

功效

补胃气、壮肾气、强筋骨，适用于小儿行迟、筋骨不健、脚弱无力、身体虚弱等。

配方

生板栗	500克
粳米粉	250克
白砂糖	200克

制法

1. 将生板栗放入锅内加水煮沸半小时，晾凉后，剥去外皮，取栗子肉，再研成细粉。

2. 把栗子粉、粳米粉和白砂糖一并拌和均匀，加入适量水搅拌如泥。

3. 把栗子糖泥压入木模，做成饼状，放入锅内蒸熟即可。

服法　每日早晚当作点心，每次1～2块，空腹食用，连用7～10天。隔3日再服。

宜忌　小儿感冒发热或腹胀便秘者勿食。

说明　该配方源自《食物本草》。栗子味甘性温，既可当食物，又能作药用，有养胃健脾、补肾强筋的作用。《玉楸药解》中记载："栗子，补中助气，充虚益馁，培土实脾，诸物莫逮。"所以，凡小儿脚弱无力、3～4岁尚不能行步者，坚持食用，颇有功效。

　　应当提醒注意的是，生栗难以消化，熟栗易滞气隔食，故小儿在食用栗子糕时，一次量不宜过多。正如古人所说："多食则气滞难消，少啖则气达易克。"

小儿行迟脚弱

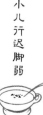

83

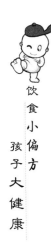
蜜饯黄精，补肾健脾，腿脚有劲

功效

补益精气，强健筋骨，适用于小儿下肢痿弱无力。

配方

黄精	150～200克
蜂蜜	300～400克

制法

1. 取黄精150～200克，洗净后，放入铝锅内，加水适量，浸泡约1小时。

2. 用小火慢慢煎煮至熟烂。

3. 煮至液干时，加入蜂蜜300～400克，继续煮沸，调匀即可。

4. 离火后，晾凉，装瓶备用。

服法 每日食用3次，每次30～50克。

宜忌 小儿感冒发热期间勿用。

说明 **黄精**味甘性平无毒，有补中益气，润心肺强筋骨的作用。可治疗虚损寒热，肺痨吐血，病后体虚食少，筋骨软弱，风湿疼痛等疾病，是一种滋补强壮药。由于黄精具有"补肾健脾，强筋壮学"和"补虚添精"（《滇南本草》）的功效。所以，做成蜜饯黄精，不仅味甜可口，而且又能治病。尤其对小儿腿脚软弱无力者，只要坚持食用，都能收到效果。

下篇

预防疾病、配合治疗吃什么

每到流行病高发季，除了注意个人卫生，吃点啥能预防？孩子若是生个病住个院，下厨烧点什么来调理？

最好的药物其实是食物。记载于千年药典上的小秘方有很多是烹饪的食谱。下篇选取25类孩子在生长发育中可能会遭遇的疾病，细心筛选了最安全无害有效简便的方子，提供给爱孩子的你。

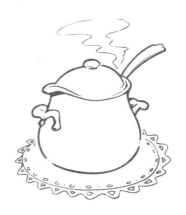

一、小儿支气管炎（小儿咳嗽）

　　小儿咳嗽是妈妈们最常见最头痛的问题，带着小病号去医院，多被诊断为支气管炎。急性气管炎和支气管炎也是小儿常见的呼吸系统疾病。症状表现为：一般先有鼻塞、流涕、咽痛、头痛、畏寒、发热等上呼吸道感染症状，继则咳嗽，开始为干咳，胸骨下有刺痒而闷痛的感觉，过1～2天后有痰，初为黏液，以后为黏液脓痰，有的可伴有血丝。X线检查大多正常或肺纹理增粗。

　　小儿咳嗽，只是一种症状，但不是病，最多见于伤风感冒、急慢性支气管炎、肺炎、哮喘、结核病、咽喉炎等。中医通常分为寒咳、热咳、燥咳、久咳不同类型。这里所选择的咳嗽饮食小偏方，家长们可以针对不同情况，都可以按照书中所说分别选用。凡患有急性气管、支气管炎的孩子可以选用本章药膳配合治疗。

麻黄蒸梨，百日咳初期有妙方

配方

麻黄	3~5克
大梨	1只

制法

1. 将麻黄切成碎末。生梨洗净外皮后，剖开，挖去梨核。
2. 把麻黄放入梨心内，再将梨子合严，插上小竹签，然后放入碗内，隔水蒸熟后即可。

服法 每日2次，每次去麻黄吃梨服汁，连用3~5天。

宜忌 小儿肺炎咳嗽、咳吐黄脓痰者以及百日咳恢复期忌用。

说明 麻黄是中医治疗外感咳嗽良药，因为它有宣肺止咳的功效，故有"止咳必用麻黄"之说。近代药理证实，**麻黄**中所含的麻黄碱对支气管平滑肌有比较持久的解痉作用，特别在支气管处于痉挛状态时，其作用更加显著。百日咳也是一种典型的痉咳，因此，麻黄蒸梨既可用于百日咳痉咳期的解痉止咳，又能收到宣肺化痰的效果。

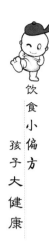
竹沥茶，痰热咳嗽问题解决了

> **功效**
>
> 清热化痰，适用于小儿痰热咳嗽和风热咳嗽，以及急性气管炎、肺炎咳嗽，咳吐黄脓色痰。

配方

鲜竹竿（常见的青竹）　　　　　　　　　　　　　　适量

制法

1. 取鲜竹竿，约3～5厘米粗，截成30～50厘米长，约40～50支，两端去节，劈开。

2. 燃起柴火，在每根竹竿中间用火烤，两端即有竹汁流出。

3. 用碗或杯子收取竹汁水约250毫升即可。

服法 每日3～5次，每次约10～15毫升，当茶饮用，连用3～5天。

宜忌 小儿风寒感冒引起的寒咳不宜选用。咳白沫痰者勿用。

说明 此方记录于《兵部手集方》一书。**竹沥**俗称鲜竹汁、竹油，是一种青黄色或黄棕色的透明液体，具有一种焦香气，一般中药店也有售。中医认为它气味甘寒，有良好的清热化痰的作用。凡小儿咳嗽、痰黄脓稠者，包括急性气管炎、支气管炎、大叶肺炎等引起的热咳，把竹沥当茶饮用，颇有效验。

此法也可用于小儿流脑、乙脑高热、呕吐、抽搐、昏迷等，取其清热、化痰、开窍的功用。

雪羹汤，化黄痰消积食不咳嗽

功效

清热化痰、消积滞，适用于小儿急性支气管炎和风热咳嗽痰多色黄者，也可用于小儿食积难消，腹满作胀。

配方

鲜荸荠	10～15个
海蜇皮	30～60克

制法

1. 将鲜荸荠除去嫩芽，削去外皮，洗净后切成薄片。
2. 将海蜇皮放入清水内浸泡，换去几次水，以便除净咸味及细砂，切碎。
3. 将荸荠片同海蜇皮一起放入锅内，加水3碗，煮取2碗即可。

服法 以上为1日量，分作2次，温热饮用，连用2～3天。

宜忌 小儿风寒感冒咳嗽者或咳痰色白有沫者忌用。

说明 该配方源自《古方选注》。**荸荠**既是常食果品，也是一种天然的清热化痰消积药，民间也常用于小儿百日咳、咽喉肿痛及小儿口疮等。**海蜇**也属药食兼用之品，功同荸荠。所以，二者共同煎汤饮用，不仅对小儿伤食后食积难消、腹满作胀者颇有效验，同时，对急性支气管炎、小儿肺炎以及风热感冒，咳吐黄痰者也有很好的食疗效果。

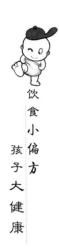

糖渍橘皮，痰多咳嗽吃橘皮

功效

开胃理气、止咳化痰，适用于小儿气管炎咳嗽多痰、厌食、消化不良、腹胀嗳气。

配方

鲜橘皮	100克
白砂糖	100克

制法

1. 将鲜橘皮洗净后切成丝状。

2. 把橘皮丝放入锅中，加入白砂糖约50克，加水浸没，用大火烧开后，改小火煮至余液将干时，将橘皮盛放在搪瓷盘内。

3. 待橘皮晾凉，再撒上白砂糖约50克，拌匀即可。

服法 可在饭前或饭后随意嚼食3~5克，连吃2~3天。

宜忌 霉烂变质的橘皮不宜选用。

说明 该配方源自《简便单方》。橘子的品种很多，有福橘、朱橘、蜜橘、乳橘、甜橘等等，这些橘皮均可选用。橘皮以皮薄、片大、色红、油润、香气浓者为佳。**橘皮**含有挥发油，其中主要为柠檬烯。中医认为橘皮味辛苦性温，有理气、调中、燥湿、化痰的作用，可以治疗咳嗽多痰以及胸腹胀满、不思饮食、呕吐呃逆等病症，用白糖做成糖渍橘皮，别具风味。凡小儿气管炎咳嗽痰多、食欲不佳、厌食、伤食腹胀，均可选用。

如无鲜橘皮，也可选干橘皮用温水泡软后，同上法制作成糖渍橘皮。

清肺粥，清热止咳喝碗粥

配方

桑白皮	30～50克
地骨皮	30～50克
甘草	3～5克
粳米	50克

制法

1. 将粳米淘洗干净，用清水浸泡约30分钟。把桑白皮、地骨皮、甘草三者一同放入砂锅内，加水适量，煎汤取汁，去渣。

2. 粳米放入锅内，添加适量清水如常法煮粥。

3. 待米煮开花时，加入上述药汤，继续加热，煮成稀薄粥即可。

服法 以上为1日量，煮成稀薄粥后，分作2次服食，连用3～5天。

宜忌 在治疗期间，不宜吃辛辣油腻食物，不宜吃姜、葱。风寒感冒咳嗽者勿食。

说明 该配方源自《小儿药证直诀》。其清肺粥即其中的"泻白散"，是宋代医家钱乙的名方。"泻白散"专门治疗"小儿肺盛，气急喘嗽"之症。因**桑白皮**与**地骨皮**均有清肺热、泻肺火、止咳祛痰的作用，甘草也能清热解毒，和粳米同煮成稀薄粥，供肺热气盛的急性支气管炎、大叶性肺炎患儿服食，效果颇好。

桑白皮即桑树根皮，刮去其棕色表皮，再抽去根部木心，剥取白皮，故称桑白皮。地骨皮为枸杞的根皮。两者在中药店内均有出售。

小儿支气管炎（小儿咳嗽）

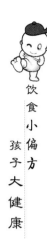

饴糖萝卜汁，润燥止咳吃萝卜

功效

润燥、化痰、止咳，适用于小儿各种咳嗽。

配方

饴糖	30毫升
白萝卜	1000克

制法

1. 将白萝卜洗净，切片后捣烂，绞取汁。
2. 把萝卜汁和饴糖放入小碗内，隔水炖热。

服法 每日2次，每次1小碗，趁热暖暖饮用，连用3～5天。

宜忌 小儿四季咳嗽均可食用。

说明 该配方源自明代倪朱谟《本草汇言》一书。其云："治大人小儿顿咳不止，白萝卜捣汁一碗，饴糖五钱，蒸化，乘热暖暖呷之。"经临床验证，该方确有效果。

饴糖有生津润肺作用，可治肺燥干咳。《日华子本草》中说它"益力气，消痰止咳，并润五脏"。**萝卜汁**能化痰止咳。

萝卜生姜茶，风寒咳嗽，就这么简单，屡用屡验

功效

散寒、化痰、止咳，适用于风寒咳嗽，咳吐白痰、白粘痰、白沫痰的儿童。

配方

白萝卜	250克
鲜生姜	20克
冰糖	50克

制法

1. 将白萝卜洗净，然后连皮切成薄片。
2. 把生姜洗净，用菜刀拍碎。
3. 把萝卜片与生姜一同放入小锅内，加入适量水煎沸后再烧3分钟即可。

服法 乘热当茶饮，每日2～3次，连服2～3天。

宜忌 务必乘热喝下，不宜冷服。咳吐黄脓痰者勿饮。

说明 小儿单纯性咳嗽，绝大部分都是因为受凉引起，多见咳吐白痰或白粘痰，受寒重者甚至咳白色泡沫痰。所以，风寒咳嗽食治原则：散寒、化痰、止咳。萝卜生姜茶是笔者临床上最常用、最有效、最方便、最安全的食治良方。其中生姜散寒气，白萝卜化痰止咳。煎水代茶热饮，通常2～3天即可见效。

小儿支气管炎（小儿咳嗽）

二、小儿肺炎

　　小儿肺炎是儿童在受凉或其他原因导致抵抗能力低下时，病原菌经呼吸道侵入而发生的，病原菌主要为肺炎双球菌。

　　小儿肺炎一般起病急，表现为寒颤、高热、气急、口唇发绀、胸痛（深呼吸或咳嗽时加剧）、咳嗽、吐铁锈色痰。凡患有肺炎的儿童，不妨选用本章保健药膳方配合治疗。

如神汤，不再咳嗽气喘啦

功效

清热、止咳、定喘，适用于肺热咳喘、风热咳嗽、肺炎、咳吐黄色脓痰、急性气管炎等。

配方

新鲜白茅根	60克
鲜桑根白皮	60克
冰糖	15克

制法

1. 将鲜白茅根去掉根须，洗净备用。
2. 将鲜桑树根皮洗净，趁新鲜时刮去黄棕色外皮，纵向剖开，去掉木心，剥取白皮。
3. 把白茅根、桑根白皮与冰糖一同入锅内，加水3碗，煎取2碗汤。

服法 每日分2次或3次凉饮，以之代茶，连用3~5天。

宜忌 凡是风寒咳嗽以及寒痰气喘者，不宜选用。若咳吐白色痰，即可判断为寒痰。

说明 该配方源自宋代王怀隐《太平圣惠方》。桑根白皮是桑白皮的处方别名。**白茅根**与**桑根白皮**，均是味甘性寒之品，善于清泻肺热，可以治疗热病烦渴、肺热咳喘气急。急性气管炎、支气管炎，以及小儿肺炎所致的咳嗽气喘、痰稠色黄者，多属中医的肺热之证，选用此汤，其效如神，故名"如神汤"。

小儿肺炎

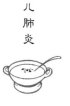

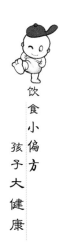

桑皮粥饮，清肺热止喘咳

功效

　　清肺热、止喘咳，适用于小儿肺炎、咳嗽气喘、风热咳嗽、咳吐黄脓痰等。

配方

桑白皮	15～30克
地骨皮	15～30克
炙甘草	3克
粳米	60克

制法

1. 将粳米淘洗干净，用清水浸泡约30分钟。桑白皮、地骨皮稍加浸洗后，随即取出。

2. 把桑白皮、地骨皮、炙甘草同粳米一并放入砂锅内，加入适量水，加热煮粥。待煮沸后，再煮5～10分钟，撇取米粥汤。

服法　分作2次，温热饮用，连用5～7天，直至痊愈。

宜忌　本方清热止咳，对肺热咳喘者有效，凡感受风寒引起的咳嗽、吐白色泡沫痰者不宜选用。

说明　该配方源自《小儿药证直诀》。**桑白皮**与**地骨皮**，可以清肺热、泻肺火，所以对肺热咳喘包括各种小儿肺炎之症，以及风热感冒咳嗽和肺热咳嗽、咳吐黄脓痰者，效果颇好。**炙甘草**味甜，**粳米**和胃，煎煮后取桑皮粥饮，供小孩饮用，尤为适宜。

芦根粥，应对痰热咳喘

功效

清热、除烦、生津、止呕，适用于一切高热引起的口渴、心烦、胃热呕吐或呃逆不止、痰热咳喘、咳吐脓性浊痰等。

配方

新鲜芦根	150克
竹茹	20克
粳米	100克
生姜	2片

制法

1. 粳米淘洗干净，用清水浸泡约30分钟。鲜芦根洗净后，切成小段。

2. 将芦根、竹茹放入砂锅内，加入适量水，大火烧开，小火煎煮10～15分钟，弃渣留汁。

3. 将粳米放入锅中，加入适量清水如常煮粥，待米煮开花时倒入上述药汁。煮至粥将成时，再稍煮片刻即可。

服法 每日2次，以3～5天为1个疗程。

宜忌 用于肺胃热证，煮制时宜稀薄不宜稠厚。胃寒呕吐、肺寒咳嗽的患儿，不可选用。

说明 该配方源自《食医心鉴》。**芦根**又称苇茎，味甘性寒，入肺、胃经。中医认为，芦根在临床上主要用于下列两个方面：一是清肺热而祛痰排脓，对肺痈、咳吐黄脓浊痰、咳痰腥臭稠厚者，颇有效果。唐代孙思邈《千金方》所载"苇茎汤"，就是治疗这种病的名方。二是清胃热而生津止呕，对热病烦渴、胃热呕吐或呃逆不止，效果非常理想。

竹茹有一股清香气，味甘性凉无毒，也入肺、胃经。其功用主治与芦根相似，一是清肺化痰，二是清胃止呕。它也是治疗肺热咳嗽、咯痰

小儿肺炎

黄稠以及胃热吐逆的有效药。因此，芦根配合竹茹，同粳米一并煮为稀粥，不仅相得益彰，增强疗效，而且可以减少对胃的刺激，还能养胃和中。

《食医心鉴·小儿诸病食治诸方》载："治小儿呕吐烦热，生芦根粥方。生芦根一两，净洗以水一升煎取汁七合去渣，红米一合于汁中煮粥食之。"该方只用于小儿，也未用竹茹。实际上，凡是肺胃热证均可选用。如果用于恶心呕吐的患儿，还可加上两片生姜，效果更好。

三、小儿哮喘

支气管哮喘为外界或机体内存在的过敏原所引起的变态反应性疾病,是儿科常见的一种疾病,其特点有阵发性呼吸困难、哮鸣、咳嗽和咯痰。凡患有支气管哮喘的患儿,可选用本章药膳进行治疗。

海螵蛸拌砂糖，缓解小儿哮喘吃这个

功效

民间经验良方，适用于小儿哮喘。

配方

海螵蛸	250克
砂糖	500克

制法

1. 将海螵蛸焙干，然后研为细粉末。
2. 将砂糖同海螵蛸粉末一并拌和均匀即成。

服法　每日3次，每次6～15克，开水调服，连用10～15天。

宜忌　在服药期间忌食蟹、虾，并注意保暖，切勿受凉。

说明　**海螵蛸**味咸，是中医常用的制酸止血药，多用以治疗胃酸过多症及多种出血病症。其用以治疗哮喘，民间有所流传，无论大人或小儿均有效果。如徐州编印的《单方验方新医疗法选编》曾介绍说："治哮喘，海螵蛸，焙干研成细末，每日三次，每次一钱五分，温开水送服。"

又据1965年第3期《广东医学·祖国医学版》报道：治疗哮喘，用乌贼骨1斤焙干研粉，砂糖2斤，混合。成人每次5～8钱，儿童酌减，日服3次，一般用药2周见效。该法共治疗过8例慢性哮喘患者，病史都在3年以上，均经中西药多次治疗而无效。服用此药后7例得到控制，经多次气候变化均未复发，1例好转，症状减轻。

俗话说得好，"单方气死名医"，又说"偏方治大病"。所以凡小儿患有哮喘病，反复发作、迁延难愈者，尽管以之一试，既无任何不良反应，又有良好效果。

海螵蛸即乌贼鱼的内壳，我国沿海广为分布，各中药店均有出售。

款冬花糖茶，停咳止喘喝这个

功效

　　润肺、化痰、止咳，适用于小儿急性气管炎、支气管哮喘、咳嗽少痰、干咳无痰或咳嗽喘息。

配方

款冬花	6～10克
冰糖	10～15克

制法

1. 将款冬花与冰糖一同放入茶壶内，用滚开水冲泡15分钟后即可。
2. 或把款冬花放入小砂锅内，加水煮沸，再放入冰糖，待冰糖溶化后即可。

服法　以上为1日量，分2～3次，每次温热饮用1杯，连服5～7天。

宜忌　肺结核咳嗽者勿用。

说明　该配方源自《种福堂公选良方》。**款冬花**性温无毒，有下气化痰、润肺止咳的作用。近代药理研究证实，它对呼吸系统确有止咳、祛痰、平喘的功能。

　　据《上海中医药杂志》1964年第10期介绍，单用款冬花治疗支气管哮喘21例，哮喘性支气管炎15例，结果显效（服药后1～2天内即见喘平，咳减）8例，好转（服药3天以上喘咳减轻）19例，无效者9例。款冬花与冰糖同用，既能增加止咳效果，又能使小儿乐于饮用。

　　款冬花为菊科植物款冬的花蕾，俗称艾冬花、九九花，中药店内一般有出售。

小儿哮喘

四、小儿扁桃体炎

扁桃体炎可分为急性扁桃体炎和慢性扁桃体炎，是小儿极常见的疾病。

急性扁桃体炎多因细菌感染引起，在疲劳、受凉、受湿后易发。其诊断要点是：起病急、高热、头痛、全身不适、咽痛、吞咽困难、咽部充血、扁桃体红肿或有脓性分泌物渗出。

慢性扁桃体炎患儿，其扁桃体异常肥大，但肥大的扁桃体不一定是慢性扁桃体炎，极可能是一种生理性的肥大。慢性扁桃体炎常有屡次发作急性扁桃体炎的历史，局部检查可发现扁桃体及舌腭弓慢性充血，扁桃体表面不平。

患有扁桃体炎的患儿，无论是急性或慢性，均可选用本章保健药膳，只要坚持食用，多能收到效果。

大发茶，清热利咽的好茶

功效

清热、利咽、解毒，适用于小儿急性扁桃体炎、咽喉疼痛、失音或声哑。

配方

胖大海	5枚
生甘草	3克
冰糖	5～10克

制法

1. 将胖大海、生甘草、冰糖一并放入搪瓷杯或大紫砂茶壶内。
2. 用刚刚煮沸的开水，冲入杯内或茶壶内，加盖焖15～30分钟即可。

服法 以上为1日量，分3～5次当茶饮用，冷饮热服均可，连用2～3天。

宜忌 在饮用大发茶期间，忌食辛辣油腻食物。

说明 该配方源自《慎德堂方》。**胖大海**治咽喉肿痛，包括急性扁桃体炎，民间一直有所流传。据1966年《浙江中医杂志》报道，单用胖大海4～8枚泡茶饮用，治疗100例，结果治愈68例，显著好转21例，有的饮2～3天即愈。

生甘草味甜，有解毒利咽作用，对咽痛也颇有效，同胖大海、冰糖合用，冲泡成茶，治疗咽痛失音效果更好。据《慎德堂方》载："治干咳失音，咽喉燥痛，牙龈肿痛，因于外感者，胖大海五枚，甘草一钱，炖茶饮服，老幼者可加入冰糖少许。"

所以，凡小儿患有急性扁桃体炎、咽喉肿痛、失音声哑，可以不用服药打针，坚持饮用大发茶，效果颇好。

小儿扁桃体炎

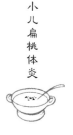

103

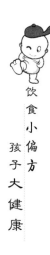

蒲公英粥，辅助食疗急性扁桃体炎

功效

清热解毒、消肿散结，适用于急性扁桃体炎等。

配方

干蒲公英	40克
（或用鲜品	120克）
粳米	100克

制法 将干蒲公英或新鲜蒲公英带根的全草洗净，切碎，煎取药汁，去渣，入粳米同煮为稀粥。

服法 蒲公英粥以稀薄为好。宜3～5天为1个疗程，每日分2～3次稍温服用。也可煎水代茶频饮。

说明 蒲公英又名黄花地丁，为菊科植物蒲公英的带根全草，我国大部分地区均有分布，生长于山坡草地、田边路旁。别看它是路边野草，却是一味"天然抗菌素",也是中医常用消炎解毒药。

蒲公英是中医用以清热解毒的传统药物，味甘稍苦，性寒无毒。历代医家都把它用于治疗乳痈、疮肿，收到十分满意的效果。药理实验证实，它对金黄色葡萄球菌、溶血性链球菌有较强的杀灭作用，对肺炎双球菌、脑膜炎球菌、全同绿单胞菌、痢疾杆菌、伤寒杆菌等也有一定的杀菌能力。

随着制药工业的发展，现在蒲公英已被制成了注射剂、片剂、糖浆等不同剂型，广泛应用于临床各科多种感染性炎症。据临床报道，蒲公英除用于各种外科疾患，还用于治疗上呼吸道、胆道、泌尿系统、五官感染，甚至用于手术后预防感染、败血症、胃炎等，也收到一定效果。

蒲公英具有药源广、疗效高的特点，一些有经验的民间医生碰到感染发炎的情况，特别是患乳痈肿痛，就叫患者吃点蒲公英粥，确能收到一定效果。如果能加入中药金银花一同煮熟，并用新鲜的蒲公英捣烂外敷，则效果更为满意。

青龙白虎汤，能祛一切喉火上炎

功效

清肺、利咽、解毒，适用于小儿急慢性扁桃体炎、咽喉肿痛。

配方

鲜橄榄	50克
鲜萝卜	250克

制法

1. 将鲜橄榄清洗干净，再把鲜萝卜洗涤后切片。

2. 把橄榄和萝卜一同放入锅中，加入适量水，煎汁约500毫升，倒入大杯中待凉。

服法 以上为1日量，分2～3次慢慢喝汤代茶。

宜忌 安全有效，诸无所忌。

说明 该配方源自清代《王氏居案》："青龙白虎汤：治时行风火喉痛，喉间红肿，鲜青果、鲜莱菔，水煎服。"青果即为橄榄，莱菔即为白萝卜，故取名"青龙白虎汤"。

橄榄既是食物，也是中药，明代《滇南本草》记载"治一切喉火上炎"。李时珍在《本草纲目》中也曾介绍："治咽喉痛，咀嚼咽汁。"萝卜也有化痰生津润喉的作用。所以，凡是小儿咽喉肿痛，无论是扁桃体炎或是咽喉炎，均有满意效果。

小儿扁桃体炎

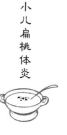

五、小儿鼻渊

鼻渊，是指鼻内常流青黄色浊涕，有腥味，俗称"脑漏"，相当于西医所说的鼻窦炎。鼻渊内因胆经之热上移，外因风寒凝郁而成。对于小儿慢性鼻窦炎，可选用本章保健药膳。

辛夷煮鸡蛋，祛风通窍，摆脱鼻塞困扰

功效

祛风、通窍，适用于小儿鼻炎、鼻窦炎。

配方

辛夷	15克
鸡蛋	3个

制法

1. 将辛夷放入碗内，加入适量温水，浸泡15分钟。
2. 将鸡蛋放入锅中，加入辛夷和适量水，鸡蛋煮熟即可。

服法 每日1次，吃鸡蛋喝汤，连服5~7天。

宜忌 伤风感冒所致的流涕鼻塞者也可试用。

说明 **辛夷**味辛性温，能宣通肺窍，是中医治疗鼻渊脑漏的常用药。中医中的鼻渊脑漏之病，相当于近代医学所说的慢性鼻炎和鼻窦炎。据《上海中医药报》介绍：以辛夷15克，鸡蛋3个同煮，吃蛋饮汤，治鼻炎、鼻窦炎疗效甚佳。另外，《单方验方调查治疗选编》也说："用辛夷三钱，鸡蛋三个同煮，吃蛋喝汤，治疗鼻炎和鼻窦炎。"凡小儿患有鼻渊脑漏之病，家长不妨一试。

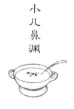

小儿鼻渊

六、小儿口疮

　　小儿口疮包括小儿鹅口疮、溃疡性口腔炎等，以口舌糜烂或口起白膜、流涎拒食为特点，中医又称作口糜、雪口。此病多因心脾积热，熏蒸于口所致，主要是属心、脾两经的疾病。

　　凡小儿口疮患者，采用本章保健药膳，均可收到一定的防治效果。

淡竹叶粥，清心火治溃疡

功效

清心火，适用于小儿口腔溃疡、口糜。

配方

淡竹叶	50克
（或用干品	25克）
粳米	50克

制法

1. 粳米淘洗干净，用水浸泡约30分钟。摘取新淡竹叶清洗后放入砂锅内，加入适量水，煎取淡竹叶汤后去渣备用。

2. 把粳米放入砂锅内，添加适量水如常法加水煮粥，待粥将成时兑入淡竹叶汤，再煮5分钟即可。

服法 以上为1日量，可分作2~3次，晾凉后食用，连用3~5天。

宜忌 尤以夏季选用为好，且宜冷饮。

说明 该配方源自《圣惠方》。**淡竹叶**味甘淡性寒，功能清热、利尿，尤善清心泻火。小儿口糜和口腔溃疡，多属心火偏旺，心火上炎所致。所以，淡竹叶同粳米煮粥，当作清凉冷饮，对小儿口舌溃疡有良好的效果。

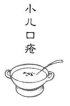

小儿口疮

七、小儿感冒

　　小儿感冒，主要为外感时邪病毒所致。由于小儿冷暖不知调节，加以肌肤嫩弱，腠理空疏，卫外功能不固，故小儿特别容易罹患。

　　小儿感冒，主要分为风寒型和风热型。

　　风寒型感冒：表现为发热、恶寒、头痛、鼻塞、流涕、喷嚏、咳嗽、吐白痰、无汗、舌苔薄白。**治疗以辛温解表为主。**

　　风热型感冒：表现为发热较重，恶寒较轻，微有汗出，头痛鼻塞，咽部干红，咳嗽吐黄痰，唇色较红，舌苔薄黄等。**治疗方法以辛凉解表为主。**

　　所以，小儿感冒，最好要分清是哪一种类型，然后分别选用不同的保健药膳进行治疗。

姜醋茶，远离秋冬风寒感冒

功效

散风寒，适用于预防和治疗小儿流行性感冒所致发热、怕冷、头痛、鼻塞、流清涕、全身酸痛等。

配方

鲜生姜	20克
香醋	15毫升
水	适量

制法

1. 鲜生姜洗净刮去外皮，切成薄片。
2. 把生姜片放入小砂锅内，加入适量水，煮沸3~5分钟。
3. 加入香醋，继续煮沸1~2分钟即可。

服法 以上为1日量，分1~2次饮用，每次趁热饮用1茶杯（约50~100毫升），连用2~3天。

宜忌 姜醋茶多用于秋冬风寒感冒，夏季贪凉感冒也可选用。

说明 该配方源自《食医心鉴》。**鲜生姜**能散风寒之邪，所以中医处方中常用以治疗风寒感冒。**醋**能解毒。近代研究发现，食醋对流感病毒和流感杆菌均具有良好的杀灭作用。据报道：有一年冬春之季，某部队先后有13个连队发生流感，其中12个连队经用食醋室内加热熏蒸法，每次1小时，每天1次，第2天即控制了流行。而另一连队未曾应用，结果2天后有60%的人染病，于第3天开始应用此法后，很快就控制了病情蔓延。

可见，在感冒流行期间，家庭、小学、托儿所或幼儿园饮用姜醋茶会有良好的预防效果。对患有流感的小儿，饮用姜醋茶，也有很好的治疗作用。

小儿感冒

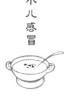

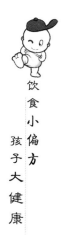

葱豉汤，风寒感冒应急方

功效

祛风寒，适用于小儿风寒感冒。

配方

葱白	3～5根
淡豆豉	10～15克

制法

1. 葱白连同葱须洗净，然后切成小段。

2. 把淡豆豉和葱白一同放入小砂锅内，加入适量清水，煮沸5分钟，去渣取汤即得。

服法　每日1～2次，趁热喝汤，连用2～3天。

宜忌　趁热饮用后，最好盖被而睡，微微出汗为佳。

说明　该配方源自《肘后方》。**淡豆豉**是中医常用的解表散寒药。**葱白**既是食物，也是药物，它能发表通阳。两者合用，即是治疗风寒感冒的著名古方——葱豉汤。

葱醋粥，发汗排毒预防感冒

功效

发汗解毒，适用于小儿风寒感冒。

配方

葱白	15根
粳米	30～50克
香米醋	10毫升

制法

1. 粳米淘洗干净，用水浸泡30分钟。葱白洗净后，切成小段。

2. 将粳米放入锅内，加适量水如常法煮粥，待米煮开花时，加入葱段，煮成稀粥。

3. 待粥将成时，加入香米醋搅匀即可。

服法 以上为1次量，每日1～2次，连用2天。

宜忌 一定要趁热喝粥，如喝冷粥则效果不佳。

说明 该配方源自《济生秘览》。**葱白**味辛性温，能解表散寒。**香米醋**能解毒，对风寒感冒也有防治效果。二者合用同粳米煮粥，既能祛风寒之邪，又能扶正补气，称得上是一剂扶正祛邪的良方。对于受寒感冒的小孩来说，尤其是体弱儿童感冒，喝些葱醋热粥，是一种理想的保健药膳。

小儿感冒

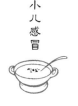

苏叶生姜茶，已经感冒了，要这样驱除风寒

功效

发散风寒，适用于小儿风寒感冒、怕冷发热、头痛鼻塞、流清涕。

配方

紫苏叶	5克
鲜生姜	15克
水	适量

制法

1. 鲜生姜洗净，刮去外皮，切成薄片。然后放入小锅内，加入适量水（约250毫升），煮沸。

2. 捞去姜片，立即用煮沸的生姜汤冲泡紫苏叶，5~7分钟后即可饮用。

服法 以上为1日量，分作2次，当茶温热饮用，连用2~3天。

宜忌 小儿风热感冒者忌用。

说明 该配方源自《本草汇言》。**紫苏叶**是中医常用的发汗解表散寒药，气芳香，味微辛。《本草正义》称赞紫苏"为风寒外感灵药"，近代药理也证实它有解热作用。**生姜**也能发散风寒。两者合用当茶饮，对小儿受凉感冒，颇有效验。

114

香薷饮，祛暑化湿，告别夏季受凉感冒

功效

祛暑化湿，适用于小儿夏季受凉感冒、发热恶寒、头昏头重、胸闷、倦怠无力、不思饮食等。

配方

香薷	3～6克
厚朴	2～3克
白扁豆	5～10克

制法

1. 香薷、厚朴剪成碎末。白扁豆放入锅内炒黄，然后捣碎。

2. 将香薷末、厚朴末和捣碎的扁豆一并放入保温瓶内，加入沸水冲泡，盖上瓶盖，焖约1小时即可。

服法 以上为1日量，当作饮料分3～4次温热饮用，连服2～3天。

宜忌 秋冬之季不宜选用。

说明 该配方源自《太平惠民和剂局方》。**香薷**是中医治疗夏季受凉感冒的常用药，它有发汗解暑的作用。汪颖在《食物本草》中说："夏日煮饮代茶，可无热病。"明代李时珍在《本草纲目》中记载："世医治暑病，以香薷饮为首药。"**厚朴**和**白扁豆**，也能祛暑、化湿、和中。三者同用浸泡后当茶饮，对预防和治疗小儿夏季受凉感冒，很有益处。

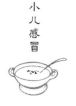

小儿感冒

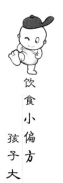

桑菊茶，减轻宝宝发热目赤等症状

功效

清热，适用于风热型感冒、发热、头痛、目赤、咽喉疼痛、咳嗽吐黄色脓痰、鼻流黄脓浊涕、急性结膜炎（红眼病）、急性扁桃体炎。

配方

桑叶	5克
菊花	5克
白茅根	30克
薄荷叶	3克

制法

1. 把桑叶（经霜者更好）与薄荷叶揉碎。白茅根洗净，切碎。

2. 把桑叶等四味放入茶壶内，用沸水浸泡10～15分钟后作茶饮。

服法　适合作为夏季冷饮，随意饮用，连饮3～5天。

说明　**该配方源自《温病条辨》**。桑菊茶是广东民间流行的凉茶验方，其实是由清代医家吴瑭的桑菊饮简化而来。**桑叶**与**菊花**、**白茅根**、**薄荷**都是中医的清热药，多用于感受夏季温热之邪引起的风热感冒，有退热、消炎、解毒的效果，对五官科的急性炎症也有很好疗效。桑菊茶是一种清热解毒的饮料，炎夏季节可将其当作冷饮经常服用。

八、小儿痱疖

　　小儿痱子又称"红色粟粒疹"，多见于夏季，系汗液排泄不良引起的一种急性皮炎。暑疖多发于头面部，其次为颈项、肩臂等处，小儿更易发生此病，是炎夏季节常见的皮肤病。

　　对于小儿痱疖之病，选用本章保健药膳，均可收到一定效果。

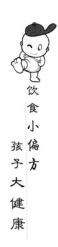

银花凉茶，预防长痱子的好办法

功效

清热解毒，可用以防治小儿痱疖，也可用于治疗小儿腮腺炎。

配方

鲜金银花	50克
（或用干品	20克）

制法

1. 鲜银花浸洗后放入小砂锅内，加入适量水烧开，小火煮3~5分钟后，弃渣留汁。

2. 将金银花汁放入冰箱内，冷藏后当作冷饮或凉茶饮用。

服法 以上为1日量，分2~3次，当茶饮用，连服3~5天。

宜忌 最适宜炎热夏季当茶频饮。

说明 金银花味甜性寒，气味芳香，是中医常用的清热解毒药。民间常用它来治疗各种细菌感染和病毒感染性疾病，还可用于清暑解热，散除风热暑气，尤其在南方炎热地区，更是经常用银花清除暑邪热毒。据广州部队《常用中草药手册》介绍："金银花治疗麻疹、腮腺炎、小儿痱毒，制成凉茶，可预防中暑。"所以，炎夏季节，经常给小儿服用银花茶，对防治痱子、中暑、腮腺炎及小儿麻疹，颇有益处。

银花露，消暑解毒就靠它

配方

鲜金银花	100克
（或用干品	50克）

制法

1. 把金银花放在蒸馏烧瓶内，加适量清水，盖上瓶塞，接上冷凝管。
2. 对蒸馏烧瓶进行加热，待液沸腾后收取蒸馏液即得。

服法　每日2~3次，随意饮用，可连用3~5天。若在酷暑夏日，可把银花露放在冰箱内，凉透后当冷饮服。

说明　将金银花蒸馏取露，源自《金氏药帖》中，说它"专治胎毒及诸疮痘热毒"。《本草纲目拾遗》还认为"金银花露开胃宽中，解毒消火，以之代茶，尤能解暑"。**金银花**味甘性寒，是中医最常用的清热解毒药。因为它对多种细菌均有抗菌作用，所以近代又广泛用于外感发热、肺炎咳嗽、肠炎菌痢、麻疹、腮腺炎、败血症、疮疖肿毒、阑尾炎、外伤感染等多种炎症性病患。所以，在夏天，家长把它作为小儿的保健饮料，十分适宜。

小儿痱疖

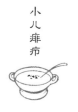

绿豆粥，远离暑疾保平安

功效

清暑邪、解热毒、止烦渴，适用于暑热烦渴、疮毒疖肿、热病口干，并可用以预防暑疾。

配方

绿豆	50克
粳米	100克
冰糖	10克

制法

1. 绿豆淘洗干净，用水浸泡半日。粳米淘洗干净，用水浸泡30分钟。

2. 将绿豆放入砂锅内，加入适量水烧开，用小火煨至半熟。

3. 加入粳米，待粥将成时，加入冰糖，稍煮即可。

服法 可作夏季清凉保健饮料，随意饮用。

宜忌 脾胃虚寒者不宜食用，冬季勿食。

说明 该配方源自《普济方》。**绿豆**味甘性寒，入心、胃经，有清暑止渴、解毒利水的功效。中医常用它治疗暑热之症、热毒疮疖、丹毒等。绿豆粥是炎夏季节极好的清凉解暑饮料之一。据报道，绿豆还有降低血脂的作用。

九、小儿肾炎

　　小儿肾炎包括急性肾炎、迁延性肾炎以及慢性肾炎，一般属于中医的"水肿""淋证""虚劳"等范畴。对于肾炎患儿，可以分别根据急性或慢性肾炎的症状，选择运用本章中的不同保健药膳，有针对性地服用。这对于肾炎的早日康复颇有裨益。

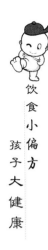

玉米须茶，利小便消水肿的食疗好帮手

功效

利小便、消水肿，适用于小儿慢性肾炎、肾病综合征，也可用于小儿急性肾炎水肿。

配方

玉米须	50～60克

制法 把干玉米须稍加浸洗后，放入砂锅内，加入适量水，用文火煎煮20～30分钟后即可。

服法 以上可作为1日量，以汤代茶，分早晚2次温热饮用。

宜忌 在治疗期间，应当忌盐，并要注意休息，同时要慎防受凉感冒。

说明 该配方源自《贵阳市秘方验方》。玉米须用于利水消肿，民间一直有所流传，近代药理也证明玉米须对人或家兔均有利尿作用。据《中华医学》1956年第10期介绍，采用玉米须治疗慢性肾炎9例，经10个多月观察，其中3例获得痊愈，2例进步，4例效果不显。

另据《中华内科》1960年第6期报道：用此法治疗12例肾病综合征，其中10例伴有严重的周身性水肿，或有胸水及腹水，2例水肿较轻。治疗3个月后，9例水肿完全消退，2例大部消退，最快1例服用后15天水肿全消。一般饮用3天后即开始有利尿现象。

玉米须的作用主要表现在利尿、肾功能改善、水肿消退或减轻、尿蛋白消失或降低等方面。所以，凡小儿肾炎患者，不妨以之当茶，坚持饮用，大多有效。

玉米须为玉蜀黍的雌穗花丝，俗称棒子毛，我国大部农村均有，每年待玉米成熟后，收取玉米须晒干备用，中药店内有时也有出售。

甜茅根饮，喝点甜茅根，清热更利尿

功效

清热利尿，适用于小儿急性肾炎。

配方

干白茅根	250克
（或用鲜品	500克）
白糖	25克

制法

1. 干白茅根洗后切碎，放入砂锅内，加水适量，煎汤去渣。然后加入白糖，溶化后即可饮用。

2. 如用新鲜白茅根，洗净泥土，剥去须根及膜质叶鞘，切碎后煎汤取汁，然后去渣加入白糖，溶化即可。

服法 以上为1日量，分2～3次当茶温热饮用，连服1～2周，直至肾炎痊愈。

宜忌 在服用茅根汤治疗小儿急性肾炎期间，须注意让患儿卧床休息，防止受凉感冒，并当忌盐。

说明 该配方源自《云南医学杂志》。应用白茅根治疗急性肾炎，不仅民间多有流传，近代很多杂志均有报道。据《云南医学杂志》1965年第1期介绍，用此法治疗急性肾炎，可缩短疗程。一般在服用后1～5天内小便即显著增多，每日可达1500～3000毫升，随之水肿逐渐消失，尿常规检查也见好转并趋向正常。

另据《广东医学》1965年第3期报道，使用该方后，水肿消失时间平均4～7天，尿常规化验正常在11～25天不等。总的来说，该方对于小儿急性肾炎疗效良好，且无不良反应，而对慢性肾炎疗效不太理想。所以，凡小儿患急性肾炎不妨一试。

白茅根即茅草根，全国各地均产。干品白茅根在中药店内有出售。

小儿肾炎

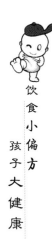

瓜皮赤豆汤，排水消肿的一锅好汤

功效

利水消肿，适用于小儿急性肾炎所致的小便不利、全身水肿。

配方

冬瓜皮	20克
西瓜皮	20克
白茅根	20克
玉米须	15克
赤小豆	200克

制法

1. 先将赤小豆放入大砂锅内，加入温水适量，浸泡1～2小时。

2. 将冬瓜皮、西瓜皮、白茅根、玉米须一同放入装有赤小豆的砂锅内，稍加些冷水，煎沸后改用小火再煎半小时即可。以上均为干品，若用鲜品，则剂量加倍。

服法 以上为1日量，煎成后去渣，分作3次，温热饮用，直至水肿消退。

宜忌 在治疗期间，要适当忌盐或低盐饮食，注意保暖，慎防受凉感冒。

说明 该配方源自《现代实用中药》。瓜皮赤豆汤所用之物均为常用之品，平淡无奇，价廉易得，其味甘甜，患儿易于接受，且常服不厌。

冬瓜皮、**西瓜皮**、**白茅根**、**玉米须**和**赤小豆**，均有利小便、消水肿的功能，合用煎汤，利水消肿作用更强，故对小儿急性肾炎水肿效果显著。

胡椒蛋，缓解慢性肾炎症状

功效

治疗小儿慢性肾炎。

配方

白胡椒	7粒
新鲜鸡蛋	1个

制法

1. 将新鲜鸡蛋的顶部，用小剪刀剪一筷子粗的小孔，把白胡椒放入其中，再用面团将鸡蛋小孔封固。

2. 用湿纸把整个鸡蛋包裹起来，放入蒸笼内蒸熟。或放入碗内，隔水蒸熟即可。

服法 蒸熟的鸡蛋去壳后，将鸡蛋胡椒一起趁热吃下，每日1次，连用10次为1个疗程，休息3天后再服第2个疗程，一般用3个疗程。

宜忌 在治疗小儿慢性肾炎期间，必须忌盐，并注意切勿受凉感冒，也不要过度疲劳。

说明 用胡椒蛋治疗慢性肾炎，无论成人或小儿均适用（成人每日吃2个）。北京军区后勤部卫生部在1970年《医疗卫生技术革新资料选编》中介绍，经过6例的试治，除1例10年的慢性肾炎患者外，其余5例均被治愈。小儿慢性肾炎较为常见，也比较顽固难治。在应用中西药治疗效果不显时，应用胡椒蛋，小儿既爱吃，又有效。这真是一种简便易行的保健药膳。

另有蜈蚣蛋，专消慢性肾炎患儿顽固的蛋白尿，方法同胡椒蛋，只是把"白胡椒7粒"改成"干蜈蚣1条"。此法在民间早有流传，也有多家医学杂志临床报道。笔者曾用之临床，安全有效。

小儿肾炎

鲤鱼消肿汤，告别肾炎水肿

功效

利水消肿，适用于小儿肾炎水肿、营养不良性水肿等。

配方

活鲤鱼	1条（约500克）
赤小豆	100克

制法

1. 赤小豆淘洗干净，浸泡半日后放入锅中，加入适量清水煮熟待用。

2. 鲤鱼去尽鳞、腮与肠杂，洗净后去掉头尾及鱼骨，只取鲤鱼肉。

3. 将鲤鱼肉放入上述赤小豆锅内。先用旺火烧开，再用小火煨约20分钟，去赤豆与鱼肉，取其汤。

服法 每日1次，每次喝汤1碗，连用5～7天，直至水肿消退。

说明 该配方源自唐代王焘《外台秘要》。书中说："治水病身肿，鲤鱼一头，极大者，去头、尾及骨，唯取肉，以水二斗，赤小豆一升，和鱼肉煮，可取二升以上汁，生布绞去滓，顿服尽，如不能尽，分为二服。"另外，用鲤鱼配合茶叶、食醋煎服，治疗慢性肾炎水肿，亦获得显著的利尿消肿效果。

近代有临床报道：取约500克重的新鲜鲤鱼1条，除去鳞及内脏，与赤小豆50克，和水煮熟（先将赤小豆煮开，再加入鲤鱼），不加油、盐、醋及其他调料。于早饭前或早饭同时1次服完。病重者1天可服两剂，轻症及巩固疗效阶段可只服半剂。临床观察，9例门静脉性肝硬化伴见水肿或腹水患者，服后尿量均显著增加，最快者3天，最慢者10天，平均5天。随着尿量的增多，水肿及腹水也逐渐消退。

十、小儿肠道寄生虫病

小儿肠道寄生虫病有小儿蛔虫病、小儿蛲虫病、小儿绦虫病、小儿胆道蛔虫病等4种病症。选用本章药膳，多能收到理想效果。

小儿蛔虫病很多见，诊断并不困难，患儿有反复阵发性的脐周腹痛或反复绕脐疼痛，食欲好而营养不良，或食欲不振、夜眠不安，即可考虑为蛔虫病。但多数也可无任何症状，粪便化验可找到蛔虫卵。

蛲虫病是小儿常见的肠寄生虫病。因虫卵不需体外孵化，可经污手互相传染或造成自身感染。蛲虫寿命约20～30天，若不发生再感染，可短期自愈。小儿蛲虫病的表现是：肛门、会阴部瘙痒，睡眠不安，夜啼，遗尿，尿频等。夜间小儿入睡后，可在肛门及会阴部找到白色、细小线状的蛲虫。

绦虫病由猪肉绦虫或牛肉绦虫的成虫寄生于人体小肠所引起，传染途径是进食未煮熟的猪肉或牛肉。绦虫病的潜伏期约3个月，症状多轻微，可有腹部隐痛、消化不良、头昏、乏力，有时粪便中可见到白色节片或多个节片连成的带状虫段。

胆道蛔虫病的发病特点是：突然发生上腹剧痛，或持续性上腹隐痛伴阵发性加剧。剧痛时患儿坐卧不安，甚者在床上翻滚叫喊。剧痛时多伴恶心、呕吐，吐出胆汁或蛔虫。少数患儿还可出现阻塞性黄疸。胆道蛔虫病的患儿绝大多数可采用非手术疗法。

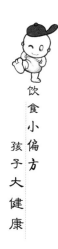

糖蜜南瓜子，免受蛔虫困扰

功效

杀虫，适用于小儿蛔虫病，也可用于小儿绦虫病。

配方

新鲜南瓜子	150～200克
冰糖	50克
（或用蜂蜜	30克）

制法

1. 将南瓜子去壳，瓜子仁放入研钵内，再加入少许冷开水，然后研烂如糊状。

2. 加入冰糖或者蜂蜜，一同拌匀即可。

服法 以上为1日量，早晨空腹顿服，连服3～5天。

宜忌 霉变或隔年的南瓜子勿用。

说明 该配方源自《中药的药理与应用》。**南瓜子仁味甘性平**。民间常用它来治疗肠内寄生虫病，如《现代实用中药》中说它能"驱除绦虫"，《安徽药材》中说它能"杀蛔虫"。近代药理试验证实，南瓜子对绦虫、蛔虫的确有明显驱虫效果。

据《中药的药理与应用》报道："驱除绦虫，新鲜南瓜子仁一至二两，研烂，加水制成乳剂，加冰糖或蜂蜜空腹顿服。"另外，据《闽东本草》记载："治蛔虫，南瓜子（去壳留仁）一至二两。研碎，加开水、蜜或糖成糊状，空心服。"这些是民间广大群众的宝贵经验，既安全，又可口，小孩爱吃，效果颇佳。

香脆使君子，香香脆脆，消灭蛲虫

功效

> 杀虫、消积、健脾，适用于小儿蛲虫病，也可用于小儿蛔虫病。

配方

使君子	250粒

制法 使君子去壳，将其仁放入锅内，炒至香脆备用。

服法 用于治疗小儿蛲虫，每日6~15粒，分3次于饭前半小时嚼食，连用15天为1个疗程，隔月再服1个疗程。

宜忌 在服食使君子期间，忌饮热茶。

说明 **使君子**味甘甜，性温无毒，是中医传统的治疗肠寄生虫病的有效中药。李时珍曾这样说过："凡大人小儿有虫病，侵晨空腹服食使君子仁数枚，或以壳煎汤咽下，次晨虫皆死而出也。此物味甘气温，既能杀虫，又益脾胃。为小儿诸病要药。"所谓侵晨，是指天快亮的时候。

用使君子治小儿蛲虫病，在1960年第2期《江苏中医》即有介绍，一般1~2个疗程症状即可消失。将其用于治疗小儿蛔虫病，我国多种医学杂志均有报道。

使君子供小儿驱虫有一个特点，就是用它炒熟了吃犹如吃香榧，香甜可口，易为儿童接受。

使君子是使君子科植物使君子的成熟果实，主产于四川及广东、广西、海南地区。此外，福建、江西、云南、贵州等地亦产。使君子在中药店内一般有售。

小儿肠道寄生虫病

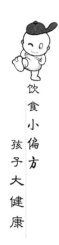
山楂槟榔茶，绦虫马上赶跑啦

功效

驱虫，治疗小儿绦虫病。

配方

鲜山楂	500克
槟榔	60克

制法

1. 鲜山楂洗净，去核，备用。

2. 将槟榔放入水杯内，加入沸水泡取槟榔水1杯，代茶饮。

服法

1. 先吃山楂。于下午3时开始慢慢嚼食，晚上10时吃完，当天不吃晚饭。

2. 次晨空腹喝槟榔茶1杯，温热饮用，1次喝完，然后卧床休息。如有大便感觉时，尽量坚持一段时间再解大便，排出完整绦虫即可。

宜忌 小儿蛔虫病、姜片虫病也可选用。

说明 山楂是消食佳果，近代药理证实其有驱绦虫作用。槟榔也是一种有力的驱绦虫药，其有效成分为槟榔碱，它能麻痹绦虫的神经系统，使其失去附着力，然后随大便排出体外。槟榔驱绦虫的优点是使虫体麻痹，不易断裂，可使全虫驱出。

据药理试验报道，槟榔对猪肉绦虫可使全虫各部分都瘫痪，对牛肉绦虫稍逊。不仅如此，槟榔还可以促使肠蠕动，引起腹泻，正好使绦虫及时排出。

据《全展选编·传染病分册》介绍，以此法治疗40例绦虫病，均有效。此外，槟榔对姜片虫、蛔虫也有作用，不妨一试。

香醋饮，吃点醋，不再虫积腹痛

功效

安蛔止痛，适用于小儿胆道蛔虫病，虫积腹痛。

配方

香醋	30～50毫升
冷开水	30～50毫升

制法 可把香醋30～50毫升，兑入等量冷开水饮用，也可直接服用。

服法 根据患儿年龄大小，每次服香醋30～50毫升，或再多一些，待疼痛明显减轻的当天或次日，按常规服用驱蛔药物或服食驱蛔药膳。

宜忌 古人云"多食损人胃"，所以疼痛消失后即可停用。

说明 香醋既可调味，也可当药，自古至今，临床多有应用。以之治疗胆道蛔虫病，民间广为流传，效果也的确不错。中医认为"虫得酸则伏"，故服用后其痛立止。由于患儿年龄不同，少则30毫升，多则50毫升，以后可视病情再次服用，直至不痛为止。一般多能在服用后1～2小时内缓解，在2天内完全止痛，重复使用，仍然有效。凡确诊为胆道蛔虫病或虫积腹痛（即肠寄生虫病引起的腹痛），均可服食，没有不良反应。

小儿肠道寄生虫病

十一、小儿钩虫病

　　钩虫卵经粪便排出体外，在泥土中孵成丝虫型蚴，钻入人体皮肤或黏膜，经血管及淋巴管达右心再到肺泡，然后自气管咳出，再吞咽入胃，达小肠发育成虫。幼虫亦可污染食物，经口直接到小肠，发育成虫。小孩（尤其是农村儿童）可能因接触泥土或生饮生食而感染上钩虫病，乳幼儿可因坐泥地上而受感染。

　　钩虫病患儿轻者无症状，重者有明显缺铁性贫血、头昏、乏力、便秘、腹泻或便血、发育迟缓，可有心脏扩大，部分患儿有异嗜癖，如吃石灰、瓦片、泥块等。凡患有钩虫病的儿童，可选用本章方法辅助治疗。

炒香榧，消积杀虫吃香榧

配方

香榧子	250～500克

制法 用粗砂拌炒香榧子至熟透，筛去砂，放冷备用。

服法 每日吃香榧子肉10～15克，连吃半月至1月，直至大便中钩虫卵消失为止。

宜忌 安全无毒，放心食用，诸无所忌。

说明 该配方源自《食疗本草》。香榧子味甘性平无毒，民间多以之炒熟治疗小儿各种肠寄生虫病。中医常用它治疗虫积腹痛、小儿疳积。《本草新编》中曾说："榧子杀虫最胜，亲试屡验，故敢告人共用也。凡杀虫之物，多伤气血，惟榧子不然。"

据近代《哈医学报》和《中医杂志》等多方介绍：每日单吃炒榧子，曾治5例钩虫病患者，皆经1月左右痊愈，治疗过程中未见副作用。因为香榧子味甜可口，所以儿童喜爱食用，其对患有钩虫病的农村小孩，尤为适宜。

小儿钩虫病

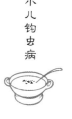

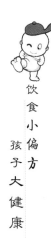

糖醋马齿苋，驱除钩虫吃马齿苋

功效

驱虫，适用于小儿钩虫病。

配方

鲜马齿苋	200～250克
食醋	30毫升
白糖	适量

制法

1. 把马齿苋洗净后，煎取浓汁约250毫升，去渣。

2. 加入食醋、白糖适量，调匀后即可。

服法 以上为1日量，1次或分作2次空腹温热饮用，连服3天为1个疗程，如需进行下一个疗程，可间隔半月再服。

宜忌 一年四季均可采用。

说明 马齿苋用于治疗钩虫病，古代医籍未见记载，民间中偶有应用。据《新医学》杂志1971年第10期介绍：经过192例试验观察，服用该方1～3个疗程后，粪便检查虫卵转阴率占80%左右。由于马齿苋取材方便，安全有效，故适合农村中钩虫病患儿选用。

十二、小儿蛔虫性肠梗阻

蛔虫性肠梗阻是小儿最常见的外科疾病，尤以农村儿童多发。

其发病特点是：阵发性腹痛，伴有呕吐。吐出物含胆汁，有时吐出蛔虫。便秘、不放屁。腹部检查时可摸到多个不规则、部位不定的条索状包块，无明显压痛。

在蛔虫性肠梗阻早期，可采用非手术疗法，如能选用本章药膳，大多能收到满意效果。

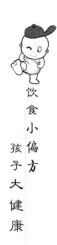

花椒油，杀虫通便有妙招

功效

杀虫通便，适用于小儿蛔虫性肠梗阻。

配方

花椒	10克
麻油	100～200毫升

制法

1. 麻油放入锅内加热至八成热时，投入花椒煎至微焦后即捞出。

2. 待花椒油微温时即可饮用。

服法　以上为1次量，趁花椒油温热时1次服用。

宜忌　如小儿蛔虫性肠梗阻时间过长，中毒症状明显，有肠坏死或有阑尾蛔虫可能者，不宜服用，对其他类型肠梗阻也不相宜。

说明　**花椒**味辛性温，能温中散寒、杀虫止痛。花椒与麻油合用，制成花椒油治疗蛔虫性肠梗阻曾被多次报道。例如《江苏省中草药新医疗法展览资料选编》中就有过介绍。《中医杂志》1966年第4期也曾报道说：运用花椒油治疗8例儿童患者，均于服用后15～30分钟腹痛停止，随后排便，有的同时排出蛔虫。因此，在确诊是小儿蛔虫性肠梗阻后，及时服用花椒油，多能收到满意效果。

生姜蜜，散寒止痛好甜蜜

功效

温中、散寒、止痛，适用于小儿蛔虫性肠梗阻。

配方

生姜	60～100克
蜂蜜	适量

制法

1. 生姜洗净后捣烂去渣，取汁。
2. 将蜂蜜加入生姜汁中搅匀，调成生姜蜜。

服法 1～4岁服30～40毫升，5～9岁服50毫升，10～13岁服50～60毫升，分作2～3次服下。

宜忌 其他类型肠梗阻不宜选用。

说明 运用生姜蜜治疗小儿蛔虫性肠梗阻，在乡间医生中有所流传，近代医学杂志也常见报道。据《新医学》1972年第11期介绍：用此法治疗52例，一般服用后患儿即不感腹痛，呕吐停止，腹部蛔虫包块通常在1～3天内消失。包块消失后即可服用驱蛔虫药，全部治愈天数为2.2天。

又据《福建省中草药新医疗法资料选编》介绍：用生姜50克捣取汁加入蜂蜜60毫升为1剂，1～2岁服1/4剂，2～4岁服1/3剂，4～7岁服1/2剂，7～14岁服2/3剂，14岁以上服1剂。以此法医治小儿蛔虫性肠梗阻109例，结果104例平均于2.4天治愈。可见，应用生姜蜜治疗小儿蛔虫性肠梗阻的效果，基本是肯定的。此法简便易行，又无不良反应。

小儿蛔虫性肠梗阻

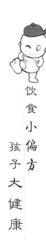

豆油藕粉粥，驱虫润肠粥

功效

驱虫、润肠，适用于小儿蛔虫性肠梗阻。

配方

豆油	60毫升
藕粉	适量

制法　将豆油放入小碗中，加入适量藕粉调成稀糊状即可。

服法　以上为1日量，分3次炖温后服食。

宜忌　此法对粘连性肠梗阻也可以选用，但对绞窄性肠梗阻不宜选用。

说明　运用豆油治疗肠梗阻，临床多有报道。早在60年代，《中级医刊》和《中华医学》就曾介绍：单用豆油口服，1～2岁服60～80毫升，2～5岁服80～100毫升，5～10岁服100～150毫升，15岁以上服150～200毫升，再配合腹部热敷，共治疗130例病患（包括粘连性、蛔虫性及绞窄性），痊愈90例。其中，服1次获成功者84例，2次者11例，3次者3例，无效而采用手术者32例。实践中观察到，豆油疗法对一般粘连性和蛔虫性肠梗阻疗效较好。

又据《中华外科》介绍，用豆油藕粉糊治疗蛔虫性肠梗阻12例，服用8～12小时后即有蛔虫排出，24小时腹痛好转，腹部索状肿块渐渐消退，48小时腹痛及肿块全部消失。所以，对于小儿蛔虫性肠梗阻者，运用这一疗法，除大便次数有所增加以外，均无其他不良反应，而且患儿乐意接受。

十三、小儿麻疹

麻疹是由麻疹病毒引起的小儿常见传染病，通过呼吸道传染。此病得病痊愈后可获终身免疫。

典型麻疹一般分为四期：

1．前驱期（3天）：有发热、咳嗽、流涕、喷嚏、畏光、流泪等类似伤风感冒的症状，发病第2~3天，可于颊黏膜处见到针尖大小的白点，称为麻疹黏膜斑，以后可蔓延至整个口腔黏膜。

2．出疹期（3天）：以暗红色的丘疹为特点，第一天见于头面部、发下、耳后，第二天延至胸、背、腹，第三天发至四肢、手足心底。以手足心出疹为麻疹出齐。

3．退疹期（3天）：按出疹顺序逐渐隐退，热亦渐降，3天左右退至正常。

4．恢复期（两周左右）：皮疹处麦麸样脱屑，以后留下棕色的色素斑，2~3周内消失。

在麻疹的前驱期和出疹期，选用本章保健药膳，有助于麻疹的顺利诱发，促使其早日康复。

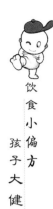

荠菜汤，远离麻疹汤

功效

预防小儿麻疹。

配方

新鲜连根荠菜	250～500克
水	适量

制法　将连根荠菜洗净后切碎，放入砂锅中，加入适量清水，煎汤。

服法　每日1～2次，以汤代茶，随意饮用，连用1周。

宜忌　适用于小学、托儿所、幼儿园等场所集体预防小儿麻疹，也适合家庭单独应用。

说明　该配方源自《南宁市药物志》。**荠菜**为十字花科植物荠菜的带根全草，全国各地均有分布，生长于田野、路边和庭园。荠菜含有多种营养成分，包括蛋白质、脂肪、糖、粗纤维、钙、磷、铁、胡萝卜素、核黄素、尼克酸、维生素C等。用荠菜来预防和治疗小儿麻疹，为近代民间经验方。

另据《福建民间草药》记载："治小儿麻疹火盛，鲜荠菜一至二两（干的八钱至一两二钱），白茅根四至五两，水煎，可代茶长服。"1970年《江苏省中草药新医疗法展览资料选编》介绍："预防麻疹，用荠菜全草2斤，加水2斤，浓煎成1斤。每周1次，每次服100毫升。预防服药150人，发病仅7人，而对照组130人，发病者却多达56人。"一旦校园出现麻诊病情，年轻的妈妈务必及时让孩子服用荠菜汤预防小儿麻疹，不仅儿童喜爱服用，而且还有良好的效果。

绿豆衣茶，防治麻疹有奇效

功效

清风热、化斑疹，适用于小儿麻疹。

配方

绿豆衣	25克
冰糖	适量

制法 将绿豆衣放入小砂锅内，加入适量水，煎沸约10分钟，再加入冰糖，煮3～5分钟即可。

服法 以上为1次量，温热当甜茶饮，每日1～2次，直至痊愈为止。

宜忌 在治疗期间，要避风、保暖，勿吃辛辣等刺激性食物，饮食宜保持清淡。

说明 绿豆衣自古即入药，它味甘性寒无毒。明代李时珍在《本草纲目》中介绍："绿豆衣解热毒，退目翳。"清代医家王孟英在《随息居饮食谱》中也说："绿豆衣清风热，去目翳，化斑疹，消肿胀。"患有麻疹的患儿，在出疹期间多喝些绿豆衣茶，很有益处。另据内蒙古《中草药新医疗法资料选编》记载："治麻疹合并肠炎，绿豆皮五钱，煎水，加白糖五钱冲服，至痊愈为止。"其实在出麻疹期间，家长及幼儿园应当积极采取措施，均可服用绿豆衣茶，效果颇好。

小儿麻疹

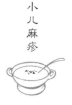

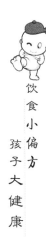

水煮鸽蛋，预防麻疹有妙招

功效

　解疮毒、痘毒，适用于预防小儿麻疹。

配方

　鸽蛋　　　　　　　　　　　　　　　　　　　6～10个

制法　把鸽蛋放入小锅内，加入适量水，煮熟即可。

服法　每日吃2个，连吃3～5天。

宜忌　宜趁热食用，不宜冷吃。

说明　中医认为，**鸽蛋**味甘咸性平，其营养成分也很丰富，含有蛋白质、脂肪、碳水化合物、钙、磷、铁等。鸽蛋既作食物，也能当药用。明代李时珍的《本草纲目》中即有记载，认为它能"解疮毒、痘毒"。东北民间也有吃鸽蛋预防麻疹的经验。《吉林中草药》介绍："预防麻疹，鸽蛋2个，煮食。麻疹流行时期，可连服6～10个，每日服2个。"对于儿童，在麻疹流行期间吃几天鸽蛋，既可当食品，又可防疾病。

芫荽煮荸荠，清热透疹好办法

功效

清热、化痰、止渴、透疹，适用于小儿麻疹。

配方

胡萝卜	200克
芫荽	50克
荸荠	100克

制法

1. 分别把胡萝卜、芫荽、荸荠如数洗净，切碎。
2. 把胡萝卜等放入砂锅内，加水煎汁2碗即可。

服法 以上为1日量，分作2次，温热饮用，连服3～5天。

宜忌 只宜热服，切忌冷饮。如麻疹已透，不宜再用。

说明 此方用于小儿麻疹，是民间的经验良方。**胡萝卜**能健脾化滞，可治疗消化不良、久痢和咳嗽。《岭南采药录》说："凡出麻痘，始终以此煎水饮，能消热解毒，鲜用及晒干用均可。"**芫荽**又名胡荽、香菜，它能发汗透疹、消食下气，常用以治疗麻疹透发不快。**荸荠**也能清热化痰，有利于小儿麻疹咳嗽多痰。年轻的父母要知道：积极防护和饮食调理，远比用药治疗更重要。所以，三者合用煎水饮用治疗小儿麻疹，不仅香甜可口，而且颇有效验。

小儿麻疹

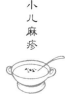

143

十四、小儿猩红热

猩红热是由一种A组β溶血性链球菌所引起的急性呼吸道传染病。这种链球菌能产生红疹毒素，使易感者皮肤发出红疹，继以脱屑。但若小儿体内有抗红疹毒素的抗体，则感染后虽有发热及咽峡炎而无皮疹。猩红热患者多为3岁以上小儿，6个月以下极少见。一次得病后，体内产生的抗红疹毒素抗体可保持终身。

猩红热患儿一般在发病前1～5天，有与猩红热、咽峡炎或扁桃体炎患儿接触的历史。其起病一般先是突然发热、畏寒，咽部吞咽疼痛或持续痛，常伴有呕吐，在起病12～36小时内，先于颈、胸、腹背出现皮疹，皮疹鲜红，细小密集，有时似点状出血。疹间皮肤通红，压之褪色，甚者皮肤搔痒，然后皮疹迅速从腹部及腹股沟扩展到四肢。面部发红，但口唇周围苍白，肘前、腋窝、腹股沟等皮褶处因红疹极密而呈皱褶红线。咽峡充血极明显，扁桃体肿大，可有白色或灰白色渗出物，颌下淋巴结肿大，起病2～3天后，还会出现"草莓舌"。热退后，疹也渐退，数天内见皮肤小片或大片脱屑，皮疹盛则脱屑多，并可延续至3～4周。

对患有猩红热的儿童，采用本章方法配合防治，颇有益处。

牛蒡子糖粉，预防猩红热

配方

牛蒡子	30克
冰糖末	适量

制法

1. 把牛蒡子放入铁锅内，小火炒香后研成粉，然后过筛，储存备用。

2. 临服用时，和入冰糖末即可。

服法 2~5岁每次1~1.6克，5~9岁每次1.5~2克，10~15岁每次2~3克，每日3次，以冰糖末适量同牛蒡子粉和匀，饭前用温开水送服，连用2~3天。

宜忌 此法还可用于治疗咽喉肿痛和小儿扁桃体炎。

说明 **牛蒡子**味辛微苦，性凉无毒，中医常用于治疗风热咽痛、喉痹、斑疹、风疹、小儿麻疹等。据1960年山东省医学科学院编印的《医学科学研究资料汇编》介绍，用此方法预防猩红热，临床观察344例，结果发病者仅7人，有效率达98%以上。一般在接触猩红热患儿后3天内服用者预防效果较佳，6日后服用者预防效果则不理想。

由于牛蒡子糖粉在早期预防小儿猩红热方面有较好效果，儿童又乐于接受，所以，在猩红热发病地区，可用于幼儿园、托儿所或小学的集体预防。

牛蒡子为菊科植物牛蒡的果实，全国各地均有分布，江苏民间称之为鼠尖子、弯巴钩子、万把钩，山西称大力子、大牛子，还有的地方称作毛锥子等。一般中药店内均有牛蒡子出售。

小儿猩红热

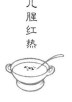

145

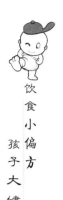
桑菊茶，减轻宝宝发热目赤等症状

功效

清热，适用于风热型感冒、发热、头痛、目赤、咽喉疼痛、咳嗽吐黄色脓痰、鼻流黄脓浊涕、急性结膜炎（红眼病）、急性扁桃体炎。

配方

桑叶	5克
菊花	5克
白茅根	30克
薄荷叶	3克

制作

1. 把桑叶（经霜者更好）与薄荷叶揉碎。白茅根洗净，切碎。

2. 把桑叶等四味放入茶壶内，用沸水浸泡10～15分钟，后作茶饮。

服法 适合作为夏季冷饮，随意饮用，连饮3～5天。

说明 **该配方源自《温病条辨》**。桑菊茶是广东民间流行的凉茶验方，其实是由清代医家吴瑭的桑菊饮简化而来。**桑叶**与**菊花**、**白茅根**、**薄荷**都是中医的清热药，多用于感受夏季温热之邪引起的风热感冒，有退热、消炎、解毒的效果，对五官科的急性炎症也有很好疗效。桑菊茶是一种清热解毒的饮料，炎夏季节，可将其当作冷饮，经常服用。

十五、小儿流行性腮腺炎

流行性腮腺炎俗称痄腮，在发病前2~3周都有与腮腺炎患儿接触的历史。患儿发病时都有发热，腮腺部（耳垂下方）在咀嚼时有疼痛感，食欲减退，起病1~2天内出现腮腺肿大，通常先起于一侧，继见于另一侧，也有只限于一侧者。肿腺部位以耳垂为中心，前至下颌骨角，后至耳垂后方乳突骨处，边缘一般不太清楚，有弹性感，伴有轻度压痛，张口或进食时疼痛加剧，腮腺管管口（颊黏膜近第二臼齿处）有时红肿。腮腺肿胀持续4~5天，全病程7~12天。

本章保健药膳可供痄腮患儿选用。

龙衣炒鸡蛋，祛风消肿

功效

祛风、消肿，适用于小儿流行性腮腺炎。

配方

蛇蜕	6～10克
鸡蛋	2个
盐	少许
植物油	少许

制法

1. 将蛇蜕（10岁以下儿童用6克，10岁以上用10克）洗净后细细切碎。
2. 鸡蛋磕入碗内，加入蛇蜕、盐搅拌。
3. 锅上火加入油烧热，倒入鸡蛋混合液待凝固，将其弄散炒熟即可。

服法 每日1次，1顿食下，连用1～2天。

宜忌 此法治疗小儿痄腮宜早期发现、早期治疗，越早疗效越好。

说明 **蛇蜕**俗称蛇衣、蛇皮、蛇壳，又称龙衣、龙皮、长虫皮，为多种蛇脱下的皮膜。其味甘咸，性辛，有祛风消肿的作用。用蛇蜕炒鸡蛋治疗小儿流行性腮腺炎，效果很好。曾有杂志报道，用这一方法治疗90例小儿痄腮，其中85例患儿只服1剂即痊愈，其余5例也只服用2剂而痊愈，约81%的患儿于治疗2天内腺肿消退。这一儿童保健药膳取材容易、制作简单，无任何不良反应，儿童也乐于接受。

绿豆白菜汤，清热解毒

功效

清热解毒，适用于小儿流行性腮腺炎。

配方

绿豆	100克
白菜心	2个

制法

1. 绿豆淘洗干净，用水浸泡1小时。白菜心冲洗干净，切成小块。

2. 将绿豆放入锅中，添加适量水烧开，待煮至将熟时，加入白菜心，再煮约20分钟即可。

服法 以上为1日量，取汁温热顿服，每日1～2次，直至痊愈。

宜忌 在发病早期使用效果更好。在治疗期间，忌食辛辣等刺激性食物及荤腥食品。

说明 绿豆在我国广为分布，取材极为容易。中医认为**绿豆**味甘性凉，清热解毒，民间中广泛应用。据1968年第6期《江西医药》介绍，应用这一方法治疗腮腺炎共34例，一般病程在3～4天者全部治愈，效果颇为理想。凡小儿腮腺肿痛者，无论确诊与否，均可及时服食，因为早发现早服用，效果更佳。

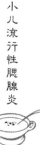

小儿流行性腮腺炎

十六、小儿流行性脑脊髓膜炎

　　小儿流行性脑脊髓膜炎是由脑膜炎双球菌所致的化脓性脑膜炎，简称流脑。流脑多在冬春季流行，可先有上呼吸道感染征象，如发热、头痛、咳嗽、流涕、咽痛等，继而突然高热、呕吐（常呈喷射状）、嗜睡或惊厥。乳幼儿可有烦躁与嗜睡交替、双目凝视、斜视、拒奶、尖声哭叫等症状。多数患儿发病后数小时出现皮疹，一般为出血点或出血斑，或伴有斑丘疹样皮疹，呈暗红或紫红色，大小不等，分布不均，压之不退。

　　凡是确诊为流脑，应在医院治疗，同时可采用本章方法进行配合治疗。在流脑流行季节和地区，也可用本章的药膳预防。

大青黄豆汤，一锅好汤预防流脑

配方

大青叶	30克
黄豆	50克

制法

1. 黄豆洗净，用水浸泡1小时。大青叶冲洗干净，待用。

2. 将黄豆、大青叶放入锅中，加入适量水烧开，煮沸5分钟后去渣取汁。

服法 以上为1日量，分作2次饮用，连用7天。也可以汤代茶，酌量饮用。

宜忌 由于本品无毒性，无不良反应，用于预防小儿流脑和乙脑，无所禁忌。这一方法也可用于小儿痄腮（流行性腮腺炎）、小儿麻疹、小儿肝炎的预防。

说明 **大青叶**属中医清热药，《本草正义》中还称它为"清热解毒之上品"。它被广泛应用于治疗温热性疾病，包括多种传染性和感染性疾病，诸如流脑、乙脑、流感、菌痢、肺炎、扁桃体炎、丹毒以及痈肿疔毒等。近代药理研究也证实它有很好的抗菌消炎和抗病毒作用。所以，大青叶无论是用于预防小儿流脑和乙脑，或是流感及痄腮，不仅没有任何不良反应，而且还具有"简、便、廉、效"的优点。

小儿流行性脑脊髓膜炎

151

十七、小儿流行性乙型脑炎

本病是由乙型脑炎病毒所引起的急性传染病，简称乙脑，多见于儿童，以蚊子为传染媒介。该病流行季节随地区而不同，上海地区约于7月上旬开始，高峰在7月下旬至8月上旬，多蚊地区发病率高。

乙脑发病初1～2天仅有发热，2～3天后体温更高。

轻型患者：体温在38℃上下，轻度头痛或轻度恶心、呕吐，意识完全清楚或有轻度嗜睡，一般无惊厥，有轻度脑膜刺激症状。

中型患者：可有头痛、呕吐、烦躁，意识模糊、嗜睡或浅昏迷，惊跳或惊厥，体温在39～40℃，常在一周内降至正常。

重型患者：有呕吐、烦躁，昏迷或深昏迷、谵妄，反复惊厥，体温从病初很快上升至40℃以上，经一周左右的危险期，体温可在第10天左右恢复正常。

极重型患者：体温急骤上升至41℃以上，迅速转入昏迷，惊厥不止，此型患儿常有严重的神经精神后遗症。

凡在乙脑早期，或轻、中型乙脑患儿，或疑有乙脑可能时，应立即送医院检查治疗，也可选用本章方法配合治疗。本章药膳也可用于乙脑流行期间的预防。

牛筋草茶，预防乙脑茶

清热利湿，适用于小儿流行性乙型脑炎的预防。

配方

鲜牛筋草　　　　　　　　　　　　　　　200克

水　　　　　　　　　　　　　　　　　　适量

制法　将鲜牛筋草全草洗净后切成段，放入砂锅内，加入适量水，煎沸后当茶饮。

服法　以上为1日量，分2～3次当茶温热饮用，连服3～5天。

宜忌　本法也适用于乙脑患儿的治疗，方法是每日用干牛筋草50～150克，洗净后加水浓煎至100～150毫升，分3次服，7～10天为1个疗程。

说明　**牛筋草**性平味甘无毒，属民间草药。根据福建民间经验，以之煎水代茶，可以预防流行性乙型脑炎。《福建中医药》1905年第4期报道：用此法预防乙型脑炎，在184130人次预防服药中，发病者仅2例，发病率与以往6年相比，是最低的一年。除少数服用后有轻微短暂的腹痛、腹泻、头痛、恶心等反应外，无任何不良反应，故可推广。

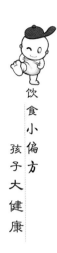

大青叶茶，清热解毒好凉茶

功效

清热解毒，用于治疗小儿流行性乙型脑炎。

配方

大青叶　　　　　　　　　　　　　　　　　20～50克

制法　将大青叶浸洗后放入砂锅内，加入适量水，煎汤代茶。

服法　5岁以内儿童每天用20克，6～14岁可用50克，每隔3～4小时1次，每次约100毫升。病情好转后改为每日3次饮用，体温降至正常3天后停用。

宜忌　对于极重型乙脑的治疗，须结合其他中西医疗法为妥。此外，大青叶茶对预防小儿痱子或疔疮也颇适宜。《江西草药》中即有记载，民间也有流传。

说明　**大青叶**对多种细菌性及病毒性疾病均有效果，是一种行之有效、能防能治的解毒凉茶。据《福建中医药》1960年第6期介绍，用大青叶治疗乙型脑炎数百例，结果治愈率达93%～98%，而且大多数病例服药后1～4天内体温降至正常，头痛消失，其他症状也逐渐缓解。经临床治疗观察，单用大青叶对轻、重型乙脑效果都较好。当然，如能结合其他西药或中医中药治疗，效果会更加理想。

十八、小儿肺结核

结核病曾经严重威胁过我国儿童的健康，造成许多患儿死亡。解放后，各地广泛开展了防痨工作，推广卡介苗接种，小儿结核病的发病率与死亡率显著下降，但还没有被消灭。

小儿结核病的病原体是人型与牛型两种结核菌，前者是主要致病菌。传染源主要是家庭中或有密切往来的邻居中患活动性肺结核的成人，传染途径是由呼吸道吸入带菌的飞沫或灰尘。

肺结核是小儿期常见的结核病。接触史对小儿肺结核诊断的参考价值较大。小儿肺结核可无症状或仅有慢性结核中毒症状，如低热、乏力、盗汗、体重减轻、食欲减退等，也可有咳嗽，结核菌素试验呈阳性。胸透对诊断小儿肺结核也很有帮助。凡小儿确诊为肺结核病时，除采用正规抗痨治疗外，还可以配合食用本章保健药膳，这对患儿的早日康复颇有裨益。

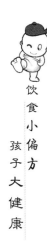

黄精炖肉，润心肺抗结核

功效

润心肺、抗结核，适用于小儿肺结核。

配方

黄精	30～50克
猪肉	50～100克
盐	少许

制法

1. 黄精洗净，切成碎末。猪肉洗净，剁成肉末状。
2. 猪肉末放入小碗内，加入黄精、盐拌匀，放入锅内，隔水炖熟。

服法 以上为1日量，可分1～2次趁热空腹食用，连用10～15天为1个疗程。

宜忌 只宜热食，切勿冷吃。若腹泻或腹胀，则暂不宜用。

说明 黄精炖肉是湖南民间流传的保健药膳。**黄精**味甘性平无毒，中医认为它能润心肺、补诸虚、止寒热、填精髓。据近代药理研究，黄精确有抗结核的作用。《湖南农村常用中草药手册》介绍："治肺结核、病后体虚，黄精五钱至一两。水煎服或炖猪肉食。"所以，凡患有肺结核的患儿，可在正规抗结核治疗的同时，配合食用黄精炖肉。

另据1960年第4期《浙江医学》杂志介绍，单用黄精治疗肺结核也很有效。可见，用黄精做成保健药膳，治疗小儿肺结核，效果很理想。

冰糖百合，润肺止咳

功效

　　润肺止咳，适用于体质虚弱、慢性支气管炎、肺气肿、肺结核、支气管扩张、咳嗽、咯血症。

配方

新鲜百合	250克
冰糖	适量

制法

1. 鲜百合去根，剥取鳞片，投入沸水锅中焯一下，捞出沥水。
2. 将百合捣烂，净纱布包裹，绞取汁，兑入冰糖水即可。

服法　每日1或2次，捣汁约1小杯，稍加温后服用，5～7天为1个疗程。

宜忌　常服有益，诸无所忌。

说明　该配方源自古代《卫生简易方》。治肺病吐血："新百合捣汁，和水饮之。"多指肺结核咯血病。**百合**中含蛋白质、脂肪、淀粉和多种生物碱，以及钙、磷、铁等，是秋令的滋补佳品。中医认为它有补虚作用，尤以补肺气虚为主。《本草从新》中说："久嗽之人，肺气必虚，虚则宜敛，百合之甘敛，甚于五味之酸收也。"故对肺虚日久者尤为适宜。凡肺病咳嗽、咯血者，即可用鲜百合捣汁，兑入冰糖水饮用，很有效验。

小儿肺结核

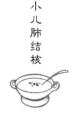

157

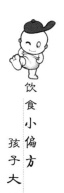

大蒜粥，肺结核的克星

功效

　　健脾胃，抗结核，适用于小儿肺结核，对小儿急慢性痢疾肠炎，也颇有效果。

配方

紫皮大蒜瓣	15克
糯米	50克

制法

1. 糯米淘洗干净，用水浸泡30分钟。大蒜瓣切片备用。

2. 将糯米放入锅中，加入适量水，如常法煮粥。待米粒开花时，放入大蒜片，煮成大蒜粥即成。

服法　每日早晚各吃1次，连吃10～15天，暂停3天再吃。

宜忌　抗痨安全有效，诸无所忌。

说明　该配方源自《食物中药与便方》："治肺结核、结核性胸膜炎"。现代药理证实，大蒜对多种致病菌具有抗炎杀菌作用，对结核杆菌也有显著效果。配合糯米煮粥，可以增强健脾益气，扶正抗痨的力量。

　　据1970年《中草药通讯》报道，应用大蒜粥治疗115例肺结核病，结果肺结核病灶大部分吸收占55%，部分吸收占37.5%，有效率高达92.5%。所以，患有小儿肺结核的儿童，在正规抗结核治疗的同时，配合食用大蒜粥，可以促进患儿早日康复。

燕窝粥，润肺补虚

功效

　　益气养阴、润肺补虚，适用于虚损痨瘵、体质羸弱、肺结核咯血、咳嗽气短。凡一切气血不足、阴虚体衰之人均可选用。

配方

燕窝	5克
粳米或糯米	50克
冰糖	适量

制法

1. 粳米或糯米淘洗干净，用水浸泡30分钟。燕窝放入温水中浸泡，涨发后去净绒毛，撕成丝状。
2. 将上述二者放入锅中，添加适量水如常法煮粥，待粥将成时，加入冰糖稍煮即可。

服法　每日早晨空腹服食1小碗最妙。

宜忌　四季皆宜，诸无所忌。

说明　该配方源自《老老恒言》。燕窝粥为一种高级健身饮料，《红楼梦》中就有很多服食燕窝粥的插叙，其中有一段宝钗对黛玉说的话："每日早起，拿上等燕窝一两，冰糖五钱，用银吊子熬出粥来。要吃惯了，比药还强，最是滋阴补气的。"

　　过去，燕窝多是权贵人家的高级滋补品，现在我国人民生活水平不断提高，燕窝也可进入一般百姓家庭。凡体质虚弱或病后体虚者，无论男女老幼均可食用。

小儿肺结核

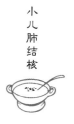

十九、小儿颈淋巴结核

颈淋巴结核是结核病的一种，其原发病灶多在扁桃体，为小儿较常见的一种肺外结核。

小儿颈淋巴结核的诊断要点如下。

1．颈部前、后三角区淋巴结进行性肿大（常为一侧），早期孤立而不粘连，无压痛，病程缓慢。如恶化，则数个淋巴结联成一不规则的肿块，皮肤不能滑动。如进一步恶化，则成为冷脓肿，表皮紫红，肿块有波动，终成溃疡。

2．有慢性结核中毒症状，如低热、乏力、盗汗、体重减低、食欲减退等。

3．结核菌素试验呈阳性。

4．用一般抗炎症药物治疗不见缩小。

凡患有颈淋巴结核的患儿，服用药物治疗的同时可选用本章药膳方。

蛇皮蛋，缓解淋巴结核症状

功效

杀虫，适用于小儿淋巴结核。

配方

蛇蜕	3～6克
鸡蛋	3个

制法

1. 将蛇蜕剪碎。

2. 分别在鸡蛋顶部开一小孔，去掉蛋白，留下蛋黄。

3. 在每个鸡蛋内，装入1～2克蛇蜕碎末，然后用纸封闭蛋孔，外用一层黄泥糊上。

4. 将鸡蛋放在火旁烘烤至熟即可。

服法 以上为1日量，分作3次服食，1次吃蛇皮蛋1个，连用2～3个月。

宜忌 在治疗期间，忌食虾、蟹、猪头肉、公鸡、辣椒、洋葱等大发食物和刺激性食物。

说明 **蛇蜕**俗称蛇皮，是乌梢蛇、赤链蛇、黑眉锦蛇、锦蛇等多种蛇蜕下的皮膜，全国各地的中药店均有出售。蛇皮治疗瘰疬，自古即有应用，清代《医宗金鉴》中也有记载。所谓瘰疬，主要是指淋巴结核。据医学杂志介绍，曾用蛇皮蛋治疗6例淋巴结核，结果服药70～90天全部治愈。患有淋巴结核的患儿，既可用蛇皮蛋当作辅助治疗，也可作为主要疗法。

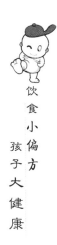

芋粥，散结消肿粥

功效

消瘰疬、补脾胃，适用于小儿瘰疬、虚疬、慢性淋巴结炎、淋巴结核、淋巴腺肿。

配方

芋头	80克
粳米	100克
砂糖	适量

制法　将新鲜芋头洗净，去皮，切成小块，与粳米煮粥，粥成时加入砂糖稍煮即可。

服法　芋粥可随意间断服食，分早晚温热食用。

宜忌　脘腹胀痛者忌食。

说明　该配方源自《食物本草》。近代《岭南采药录》中也有记录："以芋煮粥食之，能治小儿连珠疬及虚疬。"也就是小儿颈淋巴结核和颈淋巴结炎。

芋头具有散结核，消肿块的作用。《全国中药成药处方集》中就曾介绍："治瘰疬不论已溃未溃，芋芴不拘多少，切片晒干，研细末，用海蜇皮、荸荠煎汤，以汁水和芋芴末搓成丸药，名芋芴丸。每次服10～20克，每天2次。也有很好效果。

二十、小儿肝炎

肝炎主要是由肝炎病毒甲型或乙型引起，前者主要通过肠道传播，也可经注射传播，称甲型肝炎；后者主要通过输血、血制品和注射器传播，也可经肠道传播，称乙型肝炎。甲型肝炎患者以儿童较多，而乙型则成人较多。

急性病毒性肝炎可分为黄疸型和无黄疸型两种，急性黄疸型肝炎常以发热（也可无发热）、严重纳呆、厌恶油腻、乏力起病，伴有恶心、呕吐，可有便秘或溏泻等。患者一般发热3~5天后自退，热退后巩膜及皮肤显黄疸。患者在黄疸前1~3天小便颜色开始发黄，胃纳一般于黄疸出现后开始好转。年长患儿多诉上腹不适或右上腹部胀痛，并可有压痛或叩击痛。急性无黄疸型肝炎发病较黄疸型多，除黄疸症状不明显外，其他症状与黄疸型相似或较轻，因而很容易被忽视。

凡小儿患有急性病毒性肝炎后，除注意卧床休息外，还可采用本章方法配合治疗，以促进身体早日康复。

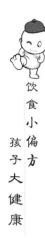

忍冬冰糖饮，清热解毒的饮品

功效

清热解毒，适用于小儿传染性肝炎。

配方

鲜忍冬藤	150克
（或用干品	80克）
冰糖	适量

制法 鲜忍冬藤剪成段，洗净后放入砂锅中，添加适量水（约1000毫升）烧开，小火煎至500毫升时弃渣，再加入适量冰糖稍煮即可。

服法 以上为1日量，分早晚2次温热饮用。连用15天为1个疗程，每个疗程间隔3天。

宜忌 在治疗期间应注意卧床休息。

说明 **忍冬藤**即金银花藤。用忍冬冰糖饮治疗传染性肝炎，在《陕西新医药》1972年第3期中有介绍：曾用此法共治疗22例，其中症状基本消失，肝功能正常者12例，症状、体征部分或明显减轻，肝功能明显好转者6例，仅4例效果不显。忍冬藤味甘，加入冰糖煎汤后，不仅味甜适口，患儿乐于接受饮用，而且无任何不良反应，既可单独饮用，也可作为中西药的辅助治疗，促使身体早日康复。

茵陈红枣汤，清热利湿退黄汤

功效

清热利湿，适用于小儿传染性肝炎。

配方

绵茵陈	30～50克
红枣	10～15枚
白糖	适量

制法 将绵茵陈、红枣放入小砂锅中，加入适量清水烧开，用小火煮约15分钟，再加入适量白糖，煮约15分钟，取汁即可。

服法 以上为1日量，分作2次温热饮用，连服10～15天。

宜忌 茵陈红枣汤无任何不良反应，四季均可选用，在治疗期间应注意卧床休息。

说明 用茵陈治疗黄疸型肝炎，民间一直有所流传，也是历代中医治疗黄疸常用之品。**茵陈**味稍苦，性寒而能清热利湿。其与红枣、白糖合用煮汤，治疗传染性肝炎，早在上个世纪60年代初期中国人民解放军新疆军区生产建设兵团所编印的《兵团科技情报》中就有介绍：共治疗小儿传染性肝炎14例，其中13例属黄疸型，治疗结果令人满意。其中，体温恢复正常平均3天，食欲转佳平均4.2天，黄疸消失平均7.6天，肝功能转为正常平均10.5天，肝脏缩小平均10天。可见，应用茵陈红枣汤这一保健药膳治疗小儿黄疸型肝炎，患儿爱吃，效果也很好。

小儿肝炎

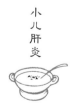

二十一、小儿细菌性痢疾

细菌性痢疾是由痢疾杆菌引起的急性肠道传染病，简称菌痢。该病全年可有散发，夏秋较多。

菌痢可分为普通型、中毒型、慢性型三类。

普通型：一般有高热，但也可低热或无热，有便脓血、黏冻或黏液，伴腹痛或里急后重等肠道症状。

中毒型：多见于3~7岁小儿，中毒症状常先于肠道症状。一般高热在40℃上下，可有意识障碍与惊厥，面灰肢冷。

慢性型：多因初发治疗不彻底所致，有两种表现——第一种为迁延型，症状持续二个月以上，或虽仅有肠道功能紊乱但大便培养呈阳性者；第二种为慢性型急性发作，即症状时好时坏的过程中出现急性症状。

近年来，痢疾杆菌对常用抗菌素产生抗药性，而中草药治疗则有较好疗效。因此，凡患有菌痢的儿童，除在医生指导下用药外，还可用本章方法防治。

大蒜甜茶，杀菌止痢的甜茶

功效

杀菌止痢，适用于小儿细菌性痢疾。

配方

紫皮大蒜瓣	30克
茶叶	5克
红糖	适量

制法

1. 紫皮大蒜瓣去皮、洗净，捣碎后放入茶杯内，用沸水（约250毫升）泡3～5分钟，弃渣，留汁，备用。
2. 茶叶放入茶杯内，用沸水冲泡2分钟即去掉茶叶，留下茶叶水。
3. 将茶叶水加入大蒜液中，再加入红糖调味即得。

服法 每日3～4次，每次温热饮用。10岁以上儿童每次10～15毫升，10岁以下每次5～10毫升，2～3岁每次可服2～5毫升。

宜忌 大蒜甜茶对治疗小儿急性菌痢效果很好，对小儿慢性菌痢也可试用。

说明 近代药理研究证实，**大蒜**中含有强有力的植物杀菌素——大蒜辣素，它对痢疾杆菌有着显著的抗菌效果。用大蒜治痢，民间中普遍应用，临床报道也屡见不鲜。**茶叶**对各型痢疾杆菌都具有抗菌作用，其抑菌效果不亚于黄连。据《哈尔滨中医》《福建中医药》以及《山西医学杂志》等医学刊物报道：用大蒜甜茶治痢数百例，平均治愈率为95%以上，体温平均1～2天降至正常，痢疾后重感平均2～5天消失，大便平均2～4天恢复正常。所以，用大蒜甜茶治疗儿童急性菌痢，不仅没有西药所带来的不良反应，而且能收到满意效果。

对于大蒜的选择，临床实践证实，紫皮大蒜比白皮蒜杀菌和抑菌作用强，新鲜的又比陈旧的效力好，故以新鲜紫皮大蒜为佳。在茶叶的选择上，一般而言，绿茶的抗菌能力大于红茶，故选用绿茶更好。

小儿细菌性痢疾

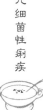

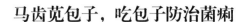

马齿苋包子，吃包子防治菌痢

功效

预防菌痢，适用于菌痢流行季节和流行地区的儿童菌痢预防，也可用于治疗。

配方

鲜马齿苋	500克
（或用干品	250克）
面粉	适量
盐	少许
味精	少许
植物油	少许

制法

1. 鲜马齿苋去根，洗净，切碎，搓揉后挤去过多的水分。然后加入少许盐、味精、植物油拌匀，做成包子馅。

2. 发面少许，将面粉用温水和成面团，稍饧后搓成长条状，用手揪成大小相同的坯皮，再稍擀压成边薄中厚的皮子，包入馅心，入笼用大火蒸约15分钟即成。

服法 用于预防时，可作为儿童的主食。用于儿童食疗时，每日1次，吃5～7天。

宜忌 在菌痢流行季节和地区，既可用于各家各户儿童菌痢的预防，也可用此法于托儿所、幼儿园或小学集体预防。

说明 用**马齿苋**预防菌痢，国内曾多次报道，或煮粥，或做成馄饨，还有做成馒头馅。数千例观察显示，在菌痢流行季节食用马齿苋后，发病率明显下降。由于马齿苋无任何不良反应，所以大剂量食用也无毒性反应。马齿苋在儿童中用于预防和治疗菌痢，做成各种各样儿童喜爱食用的药膳，可以起到良好的保健防治效果。

木槿花蜜汤，清热止痢汤

功效

清热止痢，适用于小儿赤白痢，即小儿急、慢性细菌性痢疾。

配方

鲜木槿花	50克
（或用干品	20克）
蜂蜜	10毫升

制法

1. 鲜木槿花洗净，放入小砂锅中，加入适量水煮3～5分钟，弃渣留汁。
2. 将蜂蜜加入木槿花汁，和匀即可。

服法 以上为1日量，分作上、下午2次温热饮用，连用3～5天。

宜忌 根据民间经验，在服用此方期间忌食酸冷之物。

说明 **木槿花**味微苦，性凉无毒，用以治痢，民间一直有所流传。木槿花有赤白之分，清代张璐在《本经逢原》中记载："红者治肠风血痢，白者治白带白痢"。据《云南中医验方》中介绍："治赤白痢，木槿花一两（小儿减半）。水煎，兑白蜜三分服。赤痢用红花，白痢用白花。"使用时应根据情况选用。

现代《医药科学情报》1960年第2期中报道：单用木槿花治痢，3～5天为1个疗程，试治300例，症状控制者96.3%，一般服用后体温迅速降至正常，大便于2～3天内好转。由此可见，用木槿花蜜汤治疗小儿赤白痢，不仅儿童喜欢服用，无不良反应，而且有满意的疗效。

小儿细菌性痢疾

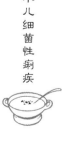

169

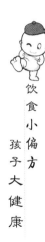

马齿苋粥，应对菌痢及肠炎

功效

清热止痢，适用于小儿急、慢性菌痢及肠炎。

配方

鲜马齿苋	100～150克
粳米	100克

制法

1. 粳米淘洗干净，用水浸泡30分钟。鲜马齿苋去根，洗净，切碎备用。

2. 粳米放入锅内，加入适量水如常法煮粥，待米开花时倒入马齿苋，煮至粥成即可。

服法 以上为1日量，分作3次，空腹温热食用。

宜忌 四季均可选用，如无鲜马齿苋，可用干品。

说明 **马齿苋**治痢，自古即有记载，民间百姓皆有应用。近代药理也证实，它对痢疾杆菌有杀菌作用。多次临床报道指出，马齿苋对急、慢性痢疾的疗效与其他的治痢药物如磺胺脒、合霉素等相仿。其对急性病例的有效率在90%以上，对慢性病例的有效率也在60%左右。马齿苋俗称马齿菜，民间多称之为"菜"，是因为它可药可蔬，能当菜吃。因此，马齿苋煮粥治疗小儿菌痢可收到令人满意的食疗效果。

二十二、小儿疳积

　　小儿疳积为小儿科常见疾病，尤以婴幼儿为多，属于一种慢性消耗性疾病，相当于西医所说的病程较长的重度营养不良。其发病原因有：①饮食不节，脾胃损伤；②喂养不当，营养失调；③感染诸虫，转化成疳。

　　发病机制是指小儿脾胃虚损，运化失宜，气液耗损，导致外形干枯羸瘦、气血不荣，或腹部胀大、青筋暴露、形体虚惫、缠绵难愈，甚至严重影响患儿的生长发育。

　　小儿疳积的治疗原则是以调理脾胃为主。若能选用本章保健药膳，坚持食用，多能见效。

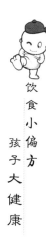

鸡金糖，吃糖也能提高肠胃消化能力

功效

健脾消疳，适用于小儿疳积。

配方

炙鸡内金	50克
车前子	60克
绵白糖	100克

制法

1. 将炙鸡内金研成极细粉末，过筛。

2. 把车前子炒后研成细末。

3. 把炙鸡内金末、车前子末及绵白糖拌和均匀即可。

服法　每日早晚吞服1～2匙，连服5～7天为1疗程。

宜忌　在服用鸡金糖期间，忌吃油腻、面食和煎炒食品。

说明　该配方源自《寿世青编》。**鸡内金**含有胃激素、角蛋白等，人口服鸡内金后，胃液分泌量增多，消化力提高，胃运动功能明显增强，胃排空也大大增快。**车前子**能利尿。近代有报道单用车前子能治疗小儿单纯性消化不良，因为它能够促进消化液分泌。

鸡内金与车前子两者合用，可以治疗疳积。清代尤乘《寿世青编》中有这样的记载："治小儿疳病，鸡肫皮廿个（勿落水，瓦焙干，研末），车前子四两（炒研末）。二物和匀，以米糖溶化，拌入与食。"凡小儿脾胃气虚、消化力弱者，经常吃些鸡金糖，颇有益处。

炙鸡内金制法

鸡内金俗称鸡肫皮，在杀鸡时取下鸡肫皮，漂洗干净后晒干。先把砂子放入锅内炒热，再把鸡内金放入锅中用文火拌至棕黄色或焦黄色后，取出，筛去砂子，即为炙鸡内金。

锅焦饼，便便正常成长没烦恼

功效

补脾、健胃、助消化，适用于小儿脾胃气虚、消化力弱、饮食不香、食后饱胀、食积腹泻等。

配方

锅焦	150克
神曲	12克
砂仁	6克
山楂肉	12克
莲子肉	12克
鸡内金	3克
大米粉	250克
白砂糖	100克

制法

1. 将锅焦放入锅内，炒黄。

2. 把锅焦、神曲、砂仁、山楂肉、莲子肉、鸡内金一同放入碾槽内，共研为细粉末。

3. 将上述细粉末同大米粉及白砂糖拌和均匀，加水适量，揉成面团，如常法做成小饼，烙熟即可。

服法 每日1～2次，当作糕饼嚼食2～3块，连用3～5天。

宜忌 宜随用随制，时间过久或变质后勿食。

说明 该配方源自《周益生家宝方》。**锅焦**俗称锅粑，《本草纲目拾遗》中称它为"黄金粉"，具有"补气、运脾、消食、止泄泻"的作用。**神曲**健脾和胃，消食调中。**砂仁**行气调中，和胃醒脾，更能开胃进食，对胃呆食滞者尤宜。**山楂**开胃消食，帮助消化，尤其是对肉积不消，更为有效。**鸡内金**有较强的消积滞、健脾胃作用，这已被现代药理所证实。**莲子肉**、**大米**均可补脾止泻。

小儿疳积

173

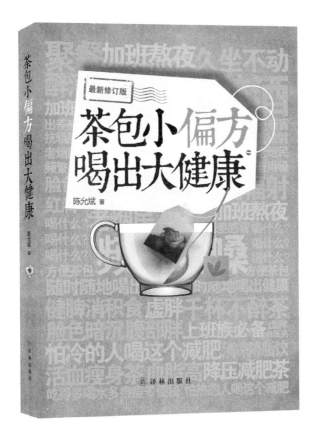

百万人气作者**陈允斌**老师再推健康新理念！

制作最简单、纯食材配方！极其方便的便携式茶饮设计！

每个家庭必备的健康手边书！

133个方子配制的茶包可以随身携带，值得永久珍藏！

加班熬夜除了咖啡还能来点更提神的吗？

应酬拼酒，醒酒喝什么最方便？

减肥祛痘，喝什么最适合自己？

这本关于**喝水养人的健康宝典**——给你解答！

★ 以33种纯食材为主料制作，选购主料非常简单方便，可在超市与菜场买到。

★ 配方制作简便，与平日泡茶般容易。

★ 133种配方解决关于"怎么喝才最适合自己"的问题。

★ 每个配方都具备便携的特点，可以做成茶包在上班上学、出差旅行时冲泡。

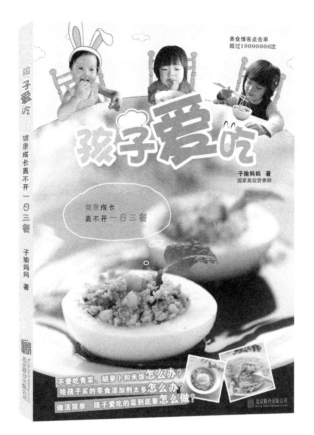

《孩子爱吃》盛装了妈妈对孩子满满的爱。

蔬菜、鸡蛋、米饭、肉类、水产……孩子总有1样不怎么爱吃的食物，怎么办？食品安全问题让人心忧，怎么办？

别着急！**子瑜妈妈**有新招。本书3大看点为您详解。

一、在蔬菜、鸡蛋、米饭、肉类、水产这五大类食材中精挑细选了各种孩子有可能不太爱吃的食物进行示范制作。

二、"妈妈亲手做健康零食"和"今天是个特别的日子"是特别准备的欢乐板块。

三、爱心菜，简单做。要孩子多吃饭爱吃菜。大声呵斥不管用，春风化雨更见效。这些菜摆上桌，老妈子1秒变女神。

★把昨天晚上的晚安故事中的菜端上桌。比如米妮为高飞做的蔬菜汤、哆啦a梦的铜锣烧、Kitty和巧虎造型的正能量米饭……

★饭菜拗了美丽造型。老面孔，新形象，吃饭更香了。

★下厨做健康零食！自己做的零食，选的食材好，吃起来更放心，有些还有调理的功效哦。

★把不爱吃的食材藏起来！豌豆、米饭、鸡蛋、鱼肉……统统不见啦！

图书在版编目（CIP）数据

饮食小偏方　孩子大健康 / 王焕华，蒋青海编著. --南京 ：江苏凤凰科学技术出版社，2015.1

ISBN 978-7-5537-3012-7

Ⅰ．①饮⋯　Ⅱ．①王⋯　②蒋⋯　Ⅲ．①小儿疾病－食物疗法－验方－汇编－中国－古代　Ⅳ．①R247.1

中国版本图书馆CIP数据核字(2014)第062635号

饮食小偏方　孩子大健康

编　　著	王焕华　蒋青海
责任编辑	谷建亚　董　玲
特约编辑	金佳玮
责任校对	郝慧华
责任监制	曹叶平　周雅婷

出版发行	凤凰出版传媒股份有限公司
	江苏凤凰科学技术出版社
集团地址	南京市湖南路1号A楼，邮编：210009
集团网址	http://www.ppm.cn
出版社地址	南京市湖南路1号A楼，邮编：210009
出版社网址	http://www.pspress.cn
经　　销	凤凰出版传媒股份有限公司
印　　刷	北京京都六环印刷厂

开　　本	170mm×240mm　1/16
印　　张	11
插　　页	2
字　　数	300 000字
版　　次	2015年1月第1版
印　　次	2015年1月第1次印刷

标准书号	ISBN 978-7-5537-3012-7
定　　价	35.00元

图书如有印装质量问题，可随时向我社出版科调换